Christine Schmidt

Betriebswirtschaft und Rechnungswesen für die Altenpflege

Christine Schmidt

Betriebswirtschaft und Rechnungswesen für die Altenpflege

Eine praxisorientierte Einführung mit zahlreichen Beispielen aus dem Pflegealltag

2., aktualisierte Auflage

schlütersche

Bibliografische Information der Deutschen Nationalbibliothek
Die Deutsche Nationalbibliothek verzeichnet diese Publikation in der Deutschen Nationalbibliografie; detaillierte bibliografische Daten sind im Internet über http://dnb.ddb.de abrufbar.

pflege kolleg

ISBN 978-3-89993-266-9

Christine Schmidt sammelte ihre berufliche Erfahrung u.a. als Heimleitung und als Geschäftsführerin eines Wohlfahrtsverbandes. Sie ist jetzt als selbstständige Dozentin tätig.

Die im Folgenden verwendeten Personen- und Berufsbezeichnungen stehen immer gleichwertig für beide Geschlechter, auch wenn sie nur in einer Form benannt sind.
Wir danken der microsoft GmbH für die freundliche Unterstützung.

Satz: PER Medien+Marketing GmbH, Braunschweig
Druck und Bindung: KN Digital Printforce, Erfurt

Inhalt

Vorwort

Immer mehr Altenpflegeeinrichtungen, ob ambulant oder stationär, verpflichten ihre Mitarbeiter und Mitarbeiterinnen zum »wirtschaftlichen Denken und Handeln«. Um betriebswirtschaftliche Auswertungen und Statistiken verstehen zu können, sind Kenntnisse in der Betriebswirtschaftslehre (kurz »BWL« genannt) und im Rechnungswesen notwendig.

Dieses Buch gibt einen Einblick in die Betriebswirtschaft, speziell für den Pflegebereich. Es bietet einfache Begriffsdefinitionen und sorgt so für ein besseres Verständnis der oft komplexen Zusammenhänge in BWL und Rechnungswesen.

Anhand praktischer Buchungsbeispiele, die speziell auf den Pflegebereich bezogen sind, werden Zusammenhänge von Zahlungsein- und ausgängen verdeutlicht.

Ebenso werden die wichtigsten vertraglichen Zusammenhänge und betriebswirtschaftlichen Vorgaben des Gesetzgebers und Zahlenbeispiele zur internen Kostenrechnung erläutert. Da das interne Rechnungswesen eine immer größere Rolle spielt, sind hier bereits Kostenstellen für die Pflegebereiche definiert.

Dieses Buch kann im Unterricht zur Ausbildung der Altenpfleger eingesetzt werden, aber auch bei Weiterbildungsmaßnahmen zur verantwortlichen Pflegefachkraft usw. Es bietet umfangreiche Grundinformationen, die sowohl theoretisch beschrieben als auch an praktischen Beispielen erklärt werden.

Es soll vor allem Mitarbeitern aus der Altenpflege ohne Vorkenntnisse in Betriebswirtschaft und Rechnungswesen helfen, diese beiden, immer wichtiger werdenden wirtschaftlichen Bestandteile der Pflege zu verstehen.

Ich wünsche viele Freude beim Einlesen in betriebswirtschaftliche Definitionen und den Beispielen des Rechnungswesens.

Hirschaid, im Mai 2010 Christine Schmidt

1 Allgemeine Betriebswirtschaftslehre und Rechnungswesen für Pflegekräfte

1.1 Einleitung

Der Begriff »Wirtschaftlichkeit« gewinnt auch in den stationären und ambulanten Pflegediensten immer mehr an Bedeutung. So brauchen zum Beispiel Stations-, Wohnbereichs- und/oder Pflegedienstleitungen Kenntnisse im Rechnungswesen und in der Betriebswirtschaft. Dieses Buch schafft mit praktischen Beispielen und der Erläuterung der wichtigsten Begrifflichkeiten aus BWL und Rechnungswesen für die Pflegemitarbeiter eine gute Grundlage für das Verständnis der allgemeinen Abläufe in den Einrichtungen.

1.2 Allgemeine und spezielle Betriebswirtschaftslehre

Generell kann von folgender Unterscheidung ausgegangen werden:

Wirtschaftswissenschaften werden unterteilt in:
- Volkswirtschaftslehre und
- Betriebswirtschaftslehre

Die Volkswirtschaftslehre untersucht primär die gesamtwirtschaftlichen Zusammenhänge. Sie ist auf eine ganzheitliche Betrachtungsweise gerichtet. Es wird versucht, aus der übergeordneten Perspektive eines Volkes, Staates oder Staatsverbandes das Wesen der Wirtschaft zu erfassen und ihre Strukturen sowie Abläufe zu gestalten.

Die Betriebswirtschaftslehre dagegen ist einzelwirtschaftlich orientiert. Sie betrachtet die Wirtschaft in erster Linie aus der mikroskopischen Perspektive. Ihr Interesse gilt den einzelnen Wirtschaftseinheiten (Betriebe, Haushalte), deren internen Prozesse und den prozessadäquaten Strukturen.

Die Betriebswirtschaftslehre ist eine selbstständige wirtschaftswissenschaftliche Disziplin. Gemeinsames Untersuchungsobjekt aller Wirtschaftswissenschaften ist die Wirtschaft, also jenes Gebiet der menschlichen Tätigkeit, das der Bedürfnisbefriedigung dient.

Die menschlichen Bedürfnisse sind praktisch unbegrenzt, aber die geeigneten Mittel der Bedürfnisbefriedigung (menschliche und natürliche Ressourcen) sind von Natur aus begrenzt. Hieraus leitet sich die Notwendigkeit des Wirtschaftens ab: Es besteht die Notwendigkeit, mit den zur Verfügung stehenden Ressourcen sparsam umzugehen. Da Ressourcen nur begrenzt vorhanden sind, ergibt sich daraus der Kern des Wirtschaftens, wobei vor allem die Güterknappheit zum wirtschaftlichen Handeln zwingt.

Die allgemeine Betriebswirtschaftslehre bezieht sich auf das wissenschaftliche Durchdringen des optimalen Funktionierens betrieblicher Funktionsbereiche im Rahmen eines Wertschöpfungsprozesses, z. B. Beschaffung, Produktion, Absatz, Controlling.

Die spezielle Betriebswirtschaftslehre beinhaltet das wissenschaftliche Durchdringen des Zweiges in seiner Gesamtheit, unter Beachtung der internen Funktionsbereiche.

Aufgabe der Betriebswirtschaftslehre ist es, das gesamte wirtschaftliche Handeln, das sich innerhalb der Betriebe und in deren Beziehungen zur Umwelt vollzieht,

- zu beschreiben
- zu erforschen und
- die erkannten Gesetzmäßigkeiten des betrieblichen Funktionierens in Form von Entscheidungshilfen und betriebswirtschaftlichen Instrumentarien für künftige betriebliche Prozessabläufe und für die effizientere Zielerreichung bereitzustellen.

2 Spezielle Zweige der Betriebswirtschaftslehre

Zu den speziellen Zweigen der Betriebswirtschaftslehre gehören Zweige der Industriebetriebslehre, Handelsbetriebslehre, Bankbetriebslehre und Verkehrsbetriebslehre.

Wesentliche Bestimmungsfaktoren für das Wirtschaftssystem sind Produktionsfaktoren (Arbeitskräfte, Betriebsmittel, Material), das Prinzip der Wirtschaftlichkeit und das finanzielle Gleichgewicht

> Jeder Betrieb (Unternehmen) ist durch materielle und finanzielle Flüsse mit seiner Umwelt verbunden: Wesentliche materielle Flüsse/Ströme eines Betriebes/Unternehmens ergeben sich durch Zufluss bei den Produktionsfaktoren Arbeitskräfte, Betriebsmittel, Material und durch den Abfluss von Fertigprodukten am Markt (Dienstleistung).

Finanzielle Zuflüsse ergeben sich aus dem:
- Kapitalzufluss von den Geld- und Kapitalmärkten
- Zuschüsse oder Subventionen vom Staat
- Erlös aus dem Verkauf der Erzeugnisse

Finanzielle Abflüsse ergeben sich aus dem Kauf von:
- Betriebsmitteln und Material
- Entlohnung der Mitarbeiter
- Rückzahlung, z. B. Darlehen
- Zinsen
- Steuern und Gewinnentnahmen

2.1 Definition »Betrieb«

Betriebe sind selbstständige wirtschaftliche Einheiten in einem Wirtschaftssystem, sowohl in Marktwirtschaften als auch in Planwirtschaften.
- Wo kein Wirtschaftssystem vorhanden ist, gibt es keine Betriebe. In der Urgemeinschaft gab es nur Jäger und Sammler, die für den Eigenbedarf Nahrungsgüter sammelten.

- Die Beschreibung des Betriebes und seiner Zweckbestimmung ergibt sich immer aus der Abgrenzung zu anderen Betrieben in definierten Wirtschaftsordnungen (z. B. Marktwirtschaft, Planwirtschaft).
- Die Produktion von Gütern und der Waren- und Dienstleistungstausch bestimmt die Funktion des Betriebes.
- Die Märkte, auf denen Angebot und Nachfrage nach Gütern und Dienstleistungen zusammentreffen, sind das Bindeglied zwischen den Betrieben.
- Betriebe sind gekennzeichnet durch den kombinierten Einsatz von Produktionsfaktoren unter Beachtung des Prinzips der Wirtschaftlichkeit und der Einhaltung des finanziellen Gleichgewichts.

2.2 Definition »Corporate Identity«

Die Corporate Identity (das Erscheinungsbild eines Unternehmens) umfasst die strategisch geplante und operativ veranlasste Selbstdarstellung eines Unternehmens nach innen und außen. Ziel ist es, dass in der Umwelt, also beim Kunden, ein gewünschtes positives Abbild des Unternehmens entsteht, das Ausdruck eines geplanten Images ist.

Die Corporate Identity besteht also aus:
- Zielvorstellung des Unternehmens
- Instrument des Management
- Ausdruck der Unternehmensphilosophie
- Unternehmenswirkung nach außen

Unternehmensziele ergeben sich aus:
- den Bestimmungen menschlichen Verhaltens
- der Werterhaltung der maßgeblichen Unternehmensträger

Beeinflussende Faktoren sind:
- die Ansprüche der Marktpartner
- die Ansprüche sozialer Gruppen innerhalb und außerhalb des Unternehmens
- die Existenzbedingungen des Unternehmens als Institution

Die wirtschaftliche Stabilität ist abhängig von:
- der Höhe des Gewinnes
- der Höhe des Umsatzes

Hier rücken unterschiedliche Zielsetzungen in den Vordergrund. Geht es einem Unternehmen wirtschaftlich gut, kann die Zielsetzung vorrangig auf die Verbesserung des Arbeitsklimas liegen. Bei schlechter Gewinnsituation und einer schlechten Umsatzlage hat natürlich die Umsatzsteigerung und die Erhöhung des Gewinns eine höhere Priorität als die Verbesserung des Arbeitsklimas.

3 Das ökonomische Prinzip

Das Ziel des ökonomischen Prinzips wird mit den Begriffen »Maximum-« bzw. »Minimum-« oder »Extremumprinzip« beschrieben:

Maximumprinzip: Mit einem gegebenen Aufwand an Wirtschaftsgütern wird ein möglichst hoher Ertrag erzielt.

Minimumprinzip: Um einen bestimmten Ertrag zu erzielen, muss der nötige Aufwand möglichst gering gehalten werden

Extremumprinzip: Es wird ein möglichst günstiges Verhältnis zwischen Aufwand und Ertrag realisiert.

> Wirtschaftlich optimal handeln heißt also nichts anderes, als Extremwerte zu realisieren und zwar generell im Sinne eines möglichst günstigen Verhältnisses zwischen Aufwand und Ertrag.

4 Führungsbefugnisse als betriebswirtschaftliche Grundlage

Die Geschäftsführungsbefugnis wird im Innenverhältnis (Verhältnis der Gesellschafter untereinander) geregelt. Hier wird festgelegt, wer dazu berechtigt bzw. verpflichtet ist, die Gesellschaft zu führen.

Vertretungsbefugnis ist die Befugnis gegenüber Dritten, im Namen der Gesellschaft zu handeln (Außenverhältnis).

Kontrollbefugnis haben Kontrollorgane zur Überwachung der Geschäftigkeit der Betriebe.

5 Der Doppelcharakter der menschlichen Arbeit

Die menschliche Arbeit kann man grundsätzlich in eine dispositive Arbeit und eine ausführende Arbeit differenzieren. Bei Personen mit Führungsaufgaben/Management ist die dispositive Arbeit vorherrschend.

Zur dispositiven Arbeit gehört es:

- Ziele formulieren
- Planen
- Entscheidungen fällen
- Organisieren
- Kontrollieren

6 Finanzierung/Investition

Beide Bereiche kennzeichnen den Funktionsbereich der betrieblichen Finanzwirtschaft. Sie beziehen sich auf Vorgänge und Resultate der Aufbringung und Verwendung von Kapital mit dem Ziel der Sicherung des finanziellen Gleichgewichts. Finanzierung beinhaltet die Aufgaben und Prozesse der Kapitalaufbringung und der Kapitalbeschaffung.

Die Investition beinhaltet die Aufgaben und Prozesse der Kapitalverwertung. Aus der Handelsbilanz sind die Resultate von Finanzierung und Investition ersichtlich.

6.1 Unterscheidung der Finanzierungsarten

6.1.1 Eigenfinanzierung

Hier fließt dem Unternehmen Eigenkapital von innen (aus dem Betrieb heraus: z. B. Selbstfinanzierung) oder von außen (Einlagen- oder Beteiligungsfinanzierung) zu. Die Einlagen und Beteiligungsfinanzierung ist wesentlich von der Rechtsform der Unternehmen abhängig.

Selbstfinanzierung als Finanzierung durch den erwirtschafteten Gewinn: Eine angemessene Eigenkapitalbasis ist langfristig nur dann zu erreichen, wenn potenzielle Kapitalgeber eine stabile Rendite auf den erwirtschafteten Gewinn erwarten können und darüber hinaus Gewinne für die Festigung und Erweiterung der Unternehmenssubstanz einbehalten werden.

6.1.2 Fremdfinanzierung

Die Kreditfinanzierung hat in den meisten Betrieben eine große Bedeutung ein. Kreditfinanzierungen können kurz-, mittel- oder langfristig vorgenommen werden. Kontokorrentkredite sind eine Möglichkeit, das Auseinanderfallen von Einzahlungen und Auszahlungen über ein Verrechnungskonto bei einem Kreditinstitut unter Einbeziehung einer vereinbarten Kreditlinie auszugleichen. Langfristige Investitionen werden teilweise durch Bankdarlehen und – soweit wie möglich – in Formen der Subventionsfinanzierung vorgenommen. Weitere Finanzierungsinstrumente sind der Wechselkredit, der Avalkredit und der Akzeptkredit. Für diese Kreditarten sind Sicherheiten des Unternehmens erforderlich. Mit einem zunehmenden Verschuldungsgrad wird der unternehmerische Freiraum eingeschränkt, da Unternehmer nur mit Einverständniserklärung der Geldgeber (Banken) Investitionen tätigen können. So müssen z. B. bei der Finanzierung bestimmter Projekte durch die Bank umfangreiche Konzeptionen und Umsatzplanungen sowie ausreichende Sicherheitsleistungen vorgelegt werden. Kann ein Unternehmer eine Investition durch Eigenkapital finanzieren ist er in seinen Entscheidungen unabhängig. Von daher ist es wichtig, auf die Konzipierung der Finanzstruktur zu achten.

Für ein Unternehmen ist es wichtig, ein ausgewogenes Verhältnis zwischen Eigen- und Fremdkapital zu haben. Zu viele Fremdfinanzierungen belasten den laufenden Betrieb durch Zinsen und können somit die Liquidität (Zahlungsfähigkeit) gefährden; andererseits müssen hohe Bestände auf dem Eigenkapital gewinnbringend angelegt werden oder sinnvolle Investitionen getätigt werden.

Eine weitere Möglichkeit der Finanzierung bieten die Pensionsrückstellungen. Diese werden von jenen Betrieben genutzt, die auf der Grundlage steuerlich anerkannter Pensionsaufwendungen entsprechende Pensionsrückstellungen bilden können. So können sich im Laufe der Zeit durch den zeitlichen Auseinanderfall von Rückstellungsbildung und Pensionszahlungen beachtliche Beträge sammeln, die unter Berücksichtigung bestimmter Bedingungen das betriebliche Finanzierungspotenzial erhöhen.

Eine weitere Möglichkeit bietet die Finanzierung aus Vermögensumschichtungen (z. B. Finanzierung aus Abschreibungen). Eine Abschreibung ist ein Aufwand, der nicht zugleich zu Auszahlungen führt. Bis zur Ersatzbeschaffung der Betriebsmittel stehen die Abschreibungen, sofern sie über die Umsatzerlöse abgedeckt sind, dem Unternehmen als Finanzierungsart zur Verfügung.

Finanzierungen aus Vermögensumschichtungen entstehen auch dann, wenn vorhandene Vermögensgüter verkauft werden, z. B. beim Verkauf von Gütern des Anlage- und des Umlaufvermögens, also etwa beim Verkauf von Gebäuden, Grundstücken, Maschinen oder Fahrzeugen.

6.2 Investitionsarten

Man unterscheidet zwischen Sach-, Finanz- und immateriellen Investitionen.

Sachinvestitionen sind unmittelbar auf den Erhalt bzw. die Erweiterung des Betriebspotenzials ausgerichtet, z. B. Erwerb von Grundstücken und Anlagen.

Finanzinvestitionen können unterschiedliche Ziele haben. Über Beteiligungen kann die unternehmerische Einflussnahme auf andere Wirtschaftseinheiten erreicht werden. So kann durch den Erwerb von Wertpapieren ein besseres Finanzergebnis angestrebt werden. Aber auch die im Interesse des Absatzes eingeräumten Zahlungsziele stellen eine Investition dar, da sie eine zeitlich befristete Finanzierung von Kunden bedeuten.

Immaterielle Investitionen sind bei der Realisierung und Produktvorbereitung angesprochen. Da für Forschung, Werbung und Entwicklung oft hohe Beträge ausgegeben werden, die oft 10 bis 20 % des Umsatzes ausmachen, spricht man hier von immateriellen Investitionen.

6.3 Zusammenhang von Investition und Finanzierung

Investition und Finanzierung kennzeichnen zusammen den Funktionsbereich der betrieblichen Finanzwirtschaft.

Die Kapitalaufbringung ist Inhalt der Finanzierung. Der Kapitaleinsatz führt zu Investitionen. Investitionen setzen Klarheit über die Finanzierungsmittel voraus.

Welche Zahlungsströme sind bei der Finanzplanung zu berücksichtigen?
- Zahlungen von und an Eigenkapitalgeber und Fremdkapitalanleger
- Zahlung für die Beschaffung und den Einsatz von Produktionsfaktoren
- Zahlung aus dem Umsatz, Steuerzahlungen und gegebenenfalls Subventionszahlungen

7 Unternehmensformen

Die Rechtsordnung der Bundesrepublik Deutschland enthält eine geradezu verwirrende Vielfalt von Regelungen, die das betriebliche Handeln in vorhandene Rechtsnormen einbindet, durch die der Betrieb neben seiner wirtschaftlichen Eigenschaft auch seine juristische Eigenschaft (Rechtsform) bekommt.

So müssen schon in der Gründungsphase eines Unternehmens alle Bestimmungsfaktoren berücksichtigt werden, die sich beim Eintritt in den Rechtsverkehr, aber auch in den Anforderungen des internen Willenbildungsprozesses längerfristig ergeben. Größere Gewichtung haben unter den Beurteilungskriterien die Haftung, die Gewinn- und Verlustbeteiligung, die Finanzierungsmöglichkeit, die Publizitätspflicht, die Leitungskompetenz und die Steuerbelastung.

Rechtsformen der Betriebe sind zum ersten grundlegend zu trennen in:

- Betriebe des Privatrechts und
- Betriebe des öffentlichen Rechts.

7.1 Rechtsformen privater Betriebe

7.1.1 Einzelunternehmen

Das Einzelunternehmen (auch Einzelfirma, einzelkaufmännisches Unternehmen genannt) wird von einer Person geführt, es hat einen Anteilseigner. Diese Unternehmensform findet man vor allem bei Klein- und Mittelbetrieben, in Betrieben des Handels und des Handwerks.

Rechtsgrundlage für diese Unternehmen sind die §§ 1 bis 104 des Handelsgesetzbuches (HGB). Der Vorteil dieser Unternehmensform liegt vor allem darin, dass der Unternehmer seine Entscheidungen allein treffen kann, selbstständig und unabhängig ist. Er gründet und finanziert sein Unternehmen selbst. Er besitzt also uneingeschränkten Dispositionsspielraum, somit kann er auch seine Gewinne allein verwenden. Als Nachteil ist jedoch oft die begrenzte Eigenkapitalhöhe anzusehen. Der Einzelunternehmer haftet gegenüber seinen Gläubigern allein und unbeschränkt mit seinem Gesamtvermögen, d. h. mit seinem gesamten Geschäfts- und Privatvermögen. Sämtliche Risiken (geeignete Stellvertretung oder Nachfolge) liegen allein beim Unternehmer selbst.

7.1.2 Gesellschaftsunternehmen

Soweit mehrere Personen einen Betrieb gründen, sich also zusammen einer einheitlichen Zweckverfolgung unterwerfen, kann zunächst zwischen zwei Hauptgruppen von Gesellschaftstypen unterschieden werden. Man unterteilt hier in Personengesellschaften (Gesellschafter stehen im Vordergrund) und Kapitalgesellschaften (Gesellschaft steht im Vordergrund).

Daneben hat die Rechtsordnung Strukturformen entwickelt, die nur unter ganz bestimmten Voraussetzungen wählbar sind, so z. B. die Genossenschaft gemeinsam mit eingetragenen Vereinen und einer privatrechtlichen Stiftung als branchenunabhängige Sonderform.

7.1.2.1 BGB-Gesellschaft (Personengesellschaft)

Bei der BGB-Gesellschaft (Gesellschaft bürgerlichen Rechts – GbR) handelt es sich um die reinste Form der Personengesellschaft. Sie ist die Vereinigung von natürlichen oder juristischen Personen zur Durchführung von Geschäften auf gemeinsame Rechnung.

Die Grundlage der Rechtsregelungen ist in den §§ 705 bis 740 des Bürgerlichen Gesetzbuches (BGB) enthalten. Eine BGB-Gesellschaft besteht aus mindestens zwei Gesellschaftern und entsteht durch Vertrag oder formlos. Eine Eintragung in das Handelsregister beim zuständigen Amtsgericht ist hier nicht erforderlich. Die Gesellschafter haften mit ihrem Privatvermögen persönlich und verpflichten sich zur Förderung eines gemeinsamen Zweckes. Die BGB-Gesellschaft besitzt als Gesellschaft keine Rechtsfähigkeit, stellt also keine juristische Person dar. Typische Anwendungsfelder einer GbR sind Lotterie- oder Erbengemeinschaften, Gemeinschaftspraxen von Ärzten oder eine Vereinigung von Bauunternehmen zur kooperativen Abwicklung größerer Projekte.

7.1.2.2 Die OHG – Offene Handelsgesellschaft

Bei der OHG betreiben mindestens zwei Gesellschafter (natürliche oder juristische Personen) unter gemeinsamer Firma ein Handelsgewerbe. Die Bestimmungen für die OHG sind in den §§ 105 bis 160 des Handelsgesetzbuches (HGB) festgelegt. Alle OHG-Gesellschafter haften gegenüber ihren Gläubigern unbeschränkt, d. h. – wie die Einzelunternehmer auch – mit ihrem gesamten Privat- und Geschäftsvermögen. Die Gläubiger können ihre

Ansprüche gegen jeden OHG-Gesellschafter geltend machen und von jedem volle Zahlungsleistung verlangen oder einklagen. Man spricht hier von unmittelbarer und solidarischer Haftung. In der Regel sind alle Gesellschafter zur Geschäftsführung befugt, eine Bestimmung kann sowohl im Innen- wie im Außenverhältnis Anwendung finden. Abweichungen davon können in einem Gesellschaftsvertrag vorgesehen werden. Alle Gesellschafter haben das Recht auf Einsichtnahme in die Bücher sowie auf Privatentnahmen. Die Personengesellschaft (OHG) besitzt keine eigene Rechtspersönlichkeit, die bei der Gesellschaft ermittelten Gewinne unterliegen damit nicht der Körperschaftssteuer, sondern der Einkommensteuer der Gesellschafter.

7.1.2.3 Die KG – Kommanditgesellschaft

Der Charakter einer Kommanditgesellschaft besteht darin, dass neben einem oder mehreren voll haftenden Gesellschaftern (Komplementären) mindestens ein Gesellschafter (Kommanditist) nur mit einem bestimmten Betrag, der im Gesellschaftsvertrag als Vermögenseinlage festgelegt ist, haftet. Die Bestimmungen für diese Rechtsform sind in den §§ 161 bis 177 Handelsgesetzbuch (HGB) geregelt.

In der Firmierung der Gesellschaft erscheint der Name der Kommanditisten nicht, sie sind von der Betriebsführung und der Vertretung gegenüber Dritten ausgeschlossen. In der Regel beschränkt sich ihre Funktion auf die Kontrolle der tätigen Teilhaber und auf die Bereitstellung des im Handelsregister einzutragenden Kapitals. Die Rechte und Pflichten der Komplementäre (Vollhafter) sind mit den Rechten und Pflichten der OHG-Gesellschafter gleichgesetzt. Meistens sind die Komplementäre einer KG auch zugleich Geschäftsführer.

Ebenso wie der OHG unterliegt der ermittelte Gewinn der Einkommensteuerpflicht der Gesellschafter. Diese Unternehmensform eignet sich durch ihr Strukturgefüge vor allem für Familiengesellschaften; hier werden z. B. tätige Familienmitglieder Komplementäre und nicht tätige Familienmitglieder Kommanditisten. Durch die Aufnahme von teilhaftenden Gesellschaftern wird die Erhöhung des Gesellschaftskapitals angestrebt. Dies hat jedoch keinen Einfluss auf die Leitung.

7.1.2.4 Die stille Gesellschaft

Die stille Gesellschaft stellt sowohl wirtschaftlich als auch rechtlich keine echte Gesellschaft dar. Die gesellschaftlichen Regelungen sind in den §§ 335 bis 342 Handelsgesetzbuch (HGB) geregelt. Es handelt sich hier um eine so genannte unvollkommene Gesellschaft, da der Gesellschaftsvertrag nach außen keine Wirkung zeigt. Das Gesellschaftsverhältnis erscheint weder in der Firma noch im Handelsregister. Ein stiller Gesellschafter beteiligt sich in einem Betrieb durch eine Einlage, wird aber dadurch kein Betriebseigner, sondern Gläubiger des Betriebes. Die Einlagen gehen voll in das Vermögen der Eigentümer des Betriebes über.

Die stille Gesellschaft wird unabhängig von ihrer für Dritte fassbaren Rechtsform zusätzlich geführt. Der stille Teilhaber muss am Gewinn teilhaben, eine Beteiligung am Verlust kann er jedoch vertraglich ausschließen. Werden jedoch Vereinbarungen über eine Verlustbeteiligung getroffen, so beschränken sich diese auf die Höhe der Gesellschaftereinlage.

7.1.2.5 Die Partnergesellschaft (PartG)

Die Form der Partnergesellschaft wurde 1994 als Rechtsform neu geschaffen. Der Geltungsbereich findet bei den Angehörigen freier Berufe Anwendung. Die rechtliche Grundlage für diese Unternehmensform wurde im Partnerschaftsgesellschaftsgesetz (PartGG), das mit Wirkung vom 1. Juli 1995 in Kraft trat, festgelegt. Sie ähnelt stark der GbR, hat jedoch im Innenverhältnis – ähnlich wie die OHG – eine viel festere Leitungsstruktur.

Jeder Partner-Gesellschafter ist zur Geschäftsführung und Vertretung befugt. Einzutragen ist die Gesellschaft in das beim jeweiligen Registergericht gesondert installierte Partnerschaftsregister. Die Partner haften als Gesamtschuldner, also mit ihrem gesamten Privatvermögen. Es besteht die Möglichkeit, die Haftung auf denjenigen Partner zu konzentrieren, in dessen Kompetenz die maßgebliche berufliche Leistung fällt.

7.1.2.6 Kapitalgesellschaften

Die Aktiengesellschaft (AG) bezeichnet man als Prototyp der Kapitalgesellschaften. Sie entsteht mit der Eintragung in das Handelsregister und besitzt eigene Rechtspersönlichkeit, stellt somit eine juristische Person dar. Rechtliche Vorschriften für die Aktiengesellschaft sind im Aktiengesetz (AktG) geregelt. Einzelheiten müssen im Gesellschaftsvertrag geregelt werden. Eine Aktiengesellschaft kann bereits von einem Mitglied (Aktionär) gegründet werden. In diesem Fall übernimmt ein Gesellschafter sämtliche Kapitalanteile. Da die Aktiengesellschaft als juristische Person auch selbstständig steuerpflichtig ist, wird die Gewinnregelung von den Regelungen des Körperschaftssteuergesetzes (KStG) getroffen.

Bei einer Aktiengesellschaft werden nach Eintragung in das Handelsregister an die Teilhaber Urkunden in Form von Aktien ausgegeben. Diese Anteile lauten auf bestimmte Beträge und verbriefen die Mitgliedschaft an dem in Aktien aufgeteilten Grundkapital einer Aktiengesellschaft, ohne dass die Geldgeber persönlich für die Schulden der AG haften. Die Aktionärshaftung beschränkt sich allein auf die Kapitalanteile einer Gesellschaft.

Notwendige Organe einer Aktiengesellschaft sind die aus einem oder mehreren Mitgliedern bestehende Vorstand, der Aufsichtsrat und die Hauptversammlung. Dies wird auch als typisch dreistufige Organstruktur bezeichnet. Die Führungsspitze wird vom zuständigen Organ der Unternehmensführung gebildet. Sie wird in ihrer Gesamtheit bestellt und vom Aufsichtsrat überwacht. Die Hauptversammlung ist die Zusammenkunft der Aktionäre, somit das mittelbar oberste Willensorgan einer Aktiengesellschaft. Die Gründung einer Aktiengesellschaft ermöglicht eine nahezu unbegrenzte Zahl von anonymen Anteilseignern zur Deckung eines großen Kapitalbedarfs. Die Aktie ermöglicht einen ausgedehnten Streubesitz und damit eine Vermögensbildung auf sehr breiter Basis. Das Risiko der Anleger beschränkt sich auf den Verlust ihres Kapitaleinsatzes; der Aktienanleger kann seine Anteile jederzeit wieder verkaufen.

7.1.2.7 Kommanditgesellschaft auf Aktien (KGaA)

Bei einer Kommanditgesellschaft auf Aktien handelt es sich um eine Mischform zwischen einer KG und einer AG.

Rechtsgrundlage für diese Unternehmensform sind die §§ 278 bis 290 AktG. Diese Gesellschaftsart hat mit der KG Folgendes gemeinsam: Sie besteht mindestens aus einem unbeschränkt persönlich haftenden Gesellschafter (Komplementär) und aus wenigstens einem Teilhafter, dem Kommanditisten; dessen Haftung beschränkt sich auf den im Handelsregister eingetragenen Kapitaleinsatz. In der Regel besitzen nur die Komplementäre die Geschäftsführungs- und Vertretungsbefugnis, sie üben also als Leitungsfunktion eine vorstandsähnliche Funktion aus. Gewöhnlich ist der Einfluss der (Kommandit-Aktionäre) gering, ihre Interessen werden durch die Hauptversammlung und dem Aufsichtsrat vertreten.

7.1.2.8 Die Gesellschaft mit beschränkter Haftung (GmbH)

Die GmbH stellt eine Gesellschaft mit eigener Rechtspersönlichkeit dar. Gegründet wird diese Gesellschaft von einem oder mehreren Gesellschaftern. Die rechtliche Grundlage für diese Unternehmensform ist das GmbH-Gesetz (GmbHG).

Die Beteiligung der Mitglieder erfolgt durch die Einlage einer Stammeinlage, deren Mindesthöhe sich auf 100,00 € beläuft und deren Höhe in Euro durch 100 teilbar sein muss.

Durch diese Einlage erwirbt der Gesellschafter den Geschäftsanteil als Mitgliedschaftsrecht. Mit ihr kommt der tatsächliche Vermögensanteil am Gesamtvermögen zum Ausdruck, da hierin auch die offenen und stillen Reserven enthalten sind. Die Geschäftsanteile einer GmbH können frei veräußert werden, sind jedoch nicht so leicht übertragbar wie die Aktien einer Aktiengesellschaft. Werden Anteile veräußert, so bedarf dieses einer gerichtlichen oder notariellen Beurkundung. Die Gesellschafter haften für die Schulden einer GmbH höchstens in Höhe ihrer Kapitalanteile, darüber hinaus haftet die GmbH als juristische Person mit dem um die Stammeinlage verminderten Gesellschaftsvermögen selbst – dies wurde im § 13 II GmbHG geregelt.

Das Stammkapital einer GmbH setzt sich aus den Gesellschaftereinlagen zusammen und muss einen Mindestnennbetrag von 25.000 € haben. Eine Anmeldung zum Handelsregister kann erst erfolgen, wenn von den Gründungsgesellschaftern auf alle Stammeinlagen, soweit vertraglich keine Sondervereinbarungen über Sacheinlagen getroffen wurden, mindestens ein Viertel eingezahlt worden ist. Allerdings darf der Gesamtbetrag, der auf das Gesellschaftskapital einzuzahlen ist, 12.500 € nicht unterschreiten.

Organe der GmbH sind ein oder mehrere Geschäftsführer und der Aufsichtsrat, bei mehr als 500 Arbeitnehmern auch die Gesellschaftsversammlung.

Die GmbH wird auch als »kleine Schwester« der Aktiengesellschaft bezeichnet. Sie ist in ihrer Struktur auch namentlich Rechtsform für Klein- und Mittelbetriebe. Ihre Attraktivität liegt in den flexiblen Leitungsangelegenheiten im Innenverhältnis, aber auch in der Möglichkeit, mit geringem Kapitaleinsatz und verbunden mit Risikoeinschränkung, am unternehmerischen Rechtsverkehr teilzunehmen.

7.1.2.9 Kombinierte Rechtsformen

Die Kombination von Rechtsformen in der Wirtschaftspraxis war vom Gesetzgeber nicht eigens vorgesehen, findet in der Praxis jedoch ungeteilte Akzeptanz, dies gilt vor allem für die GmbH & Co KG.

Die GmbH & Co KG wird vor allem aus haftungs- und steuerrechtlichen Gründen angestrebt. Hier übernimmt die GmbH die Funktion des Komplementärs (Vollhafter). Hier handelt also die GmbH im Allgemeinen als einzige persönlich haftende Gesellschafterin.

Praktisch sind die Gesellschafter der GmbH zugleich Kommanditisten in der KG, die ja nach §161 HGB ohnehin begrenzt mit ihren Kapitalanteilen haften. Im Gegensatz zu den Kapitalgesellschaften besitzt sie als Personengesellschaft keine eigene Rechtspersönlichkeit; somit werden die erzielten Gewinne über das Est-Gesetz versteuert.

7.1.2.10 Stille Gesellschaft

Die stille Gesellschaft ist die Beteiligung einer oder mehrerer natürlicher oder juristischer Personen an einem Betrieb durch eine Vermögenseinlage, ohne dass die stille Gesellschaft nach außen in Erscheinung tritt. Es entsteht eine so genannte reine Innengesellschaft.

7.1.2.11 Versicherungsvereine auf Gegenseitigkeit (VvaG)

Hier handelt es sich um eine Rechtsform der Versicherungswirtschaft mit speziellen Regelungen, die sowohl Merkmale der Genossenschaft als auch der Gesellschaft des bürgerlichen Rechts aufweisen.

7.1.2.12 Genossenschaft

Die Genossenschaft ist eine Gesellschaft mit offener, wechselnder Zahl von Mitgliedern. Ihr Zweck ist es, den Erwerb oder die Wirtschaft ihrer Mitglieder durch einen gemeinschaftlichen Geschäftsbetrieb zu fördern.

Tabelle 1: Unternehmensformen

Rechtsformen	Gründungsmitglieder	EK-Erbringung	Organe/ Leitung	Haftung	Gewinnbeteiligung	Auflösung
Einzelunternehmen	Der Unternehmer selbst	Ein Eigentümer	Eigentümer	Voll	Unternehmer allein	Freiwillig Durch Gerichtsbeschluss
OHG	Mindestens zwei Personen	Mehrere Eigentümer	Alle Eigentümer zu gleichen Teilen	Voll	Gesetzlich 4% der Einlage, Rest nach Köpfen	Zeitablauf Liquidation, Insolvenz, Tod, Kündigung

►

Rechtsformen	Gründungsmitglieder	EK-Erbringung	Organe/ Leitung	Haftung	Gewinnbeteiligung	Auflösung
KG	Mindestens ein Komplementär und ein Kommandantist	Mehrere Eigentümer	Komplementäre	Komplementäre: Voll Kommandantisten: beschränkt	Gesetzlich 4 %, Rest angemessene Anteile für Komplementäre und Kommandantisten	Zeitablauf Liquidation, Insolvenz, Tod, Kündigung
AG	Mindestens eine Person	In Aktien aufgeteiltes Grundkapital	Vorstand, Aufsichtsrat, Hauptversammlung	Beschränkt	Aktionär: Dividende nach Aktiennennbeträgen; Vorstand und Aufsichtsrat: Tantieme	Zeitablauf Beschluss der Hauptversammlung Insolvenz
GmbH	Mindestens ein Gesellschafter	In Stammeinlagen aufgeteiltes Stammkapital	Geschäftsführer, ggfs. Aufsichtsrat, Gesellschaftversammlung	Beschränkt	Anteilmäßige Beteiligung nach Stammeinlagen	Zeitablauf Beschluss der Gesellschafterversammlung, Insolvenz
eG	Mindestens 7 Personen	Anteile der Genossen	Vorstand, Aufsichtsrat, Generalversammlung	Bestimmt durch Statuten	Gutschrift zum Geschäftsguthaben	Zeitablauf Beschluss der Generalversammlung

8 Schwerpunkte der Personalarbeit aus betriebswirtschaftlicher Sicht

8.1 Personalmanagement

Die Schwerpunkte der Personalarbeit aus betriebswirtschaftlicher Sicht konzentrieren sich auf die Funktionsbereiche:

- Personalplanung, -beschaffung, -entwicklung
- Arbeitszeitgestaltung
- Entgeltgestaltung
- Personalführung
- Personalcontrolling

Die Gesamtheit der Personalarbeit wird zunehmend unter dem Begriff Personalmanagement zusammengefasst.

Wichtige Kriterien für die Organisation der Personalarbeit:

- Kundenorientierung aufgrund der Servicefunktion des Personalbereichs.
- Sicherung der Abstimmung von Unternehmens- und Personalstrategie.
- Wirtschaftlichkeit der Personalarbeit.
- Flexibilität im Sinne des raschen Reagierens auf neue Anforderungen an das Unternehmen oder an die eigene Arbeit.

Besonderheiten der Personalplanung gegenüber sachorientierten Planungsgebieten:

- Planen im Unternehmen als gedankliche Vorwegnahme künftigen Handelns.
- Vollzieht sich stets unter den Bedingungen von Unsicherheit und Risiko, besonders in den Zeiten des Wandelns und den vielfältigen Turbulenzen.
- Wirtschaftspolitische, konjunkturelle und andere Entwicklungen, die nicht genau vorhersehbar sind, beeinflussen die Realisierbarkeit von Umsatz-, Produktions- und Investitionsplänen.
- Diese allgemein geltende Relativierung von Planvorhaben wird im Personalbereich verstärkt durch die Tatsache, dass der Mensch als Gegenstand die Personalplanung keinesfalls mit einen Sachposten verglichen werden kann.
- Oft haben sich Erwartungen, die man an neue arbeitsorganisatorische Lösungen stellt nicht erfüllt, z. B. ging die Personalauswahl von falschen Voraussetzungen aus oder es liefen unvorhergesehene Gruppenprozesse ab.

Unternehmensexterne Faktoren der Personalbedarfsplanung:

- Einwirkung als äußere Einflüsse auf den künftigen Personalbedarf.
- Wirtschaftsforschungsinstitute, Wirtschaftsdienste und Fachverbände liefern Informationen über:
  - Gesamtwirtschaftliche Entwicklung (Bruttosozialprodukte, Preise, Arbeitsmarkt, Branchenentwicklung, Marktstrukturveränderungen),
  - Entwicklung staatlicher Einflüsse (Wirtschafts- und Finanzpolitik) – wirken vor allem über die Absatzmöglichkeiten des Unternehmens auf den Personalbedarf ein,
  - Veränderungen im Sozial- und Arbeitsrecht sowie tarifpolitische Veränderungen, vorwiegend über die Arbeitszeit und die Einsatzbedingungen der Arbeitnehmer, wirken auf den Personalbedarf ein.

Unternehmensinterne Faktoren der Personalbedarfsplanung:

- Geplante Absatzmenge
- Geplante Produktionsmittel und Methoden
- Arbeits- und Unternehmensorganisation
- Personalstruktur
- Durchschnittliche Leistungen der einzusetzenden Arbeitskräfte
- Arbeitszeit- und Urlaubsregelungen
- Fluktuation und Fehlzeiten
- Interesse und Bedürfnisse der Arbeitnehmer

Diese Faktoren werden im Unternehmen selbst bestimmt.

Methoden der Personalplanung:

- Schätzverfahren:
  - einfache Schätzung und Expertenbefragung
- Statistisches Verfahren:
  - Vergangenheitsbezug, Kennzahlenmethode
- Organisatorische Verfahren:
  - Stellenplanmethode
- Personalbemessungsmethode:
  - Refa-Methotik (Zeitmessung, Zerlegung der Arbeitsabläufe)

Definition »Personalentwicklung«
Personalentwicklung ist die planmäßige, zielgerichtete Veränderungen von Qualifikationen, vor allem um künftige Anforderungen an die Tätigkeiten im Unternehmen gerecht zu werden.

9 Arbeitsentgelt

Arbeitsentgelt, also der Lohn, ist der Preis für die erbrachte Arbeitsleistung des menschlichen Akteurs im Betrieb.

9.1 Formen der Entlohnung

9.1.1 Zeitlohn

Beim Zeitlohn bemisst sich die Lohnhöhe nach der Dauer der aufgewendeten Arbeitszeit (pro Stunde oder pro Monat) und nach einem festen Lohnsatz pro Zeiteinheit (z. B. Stundenlohn oder Monatsgehalt). Die Zeit wird hier als Kriterium für die erbrachte Arbeitsleistung festgelegt.

Diese Entlohnungstechnik findet dort Anwendung, wo es primär um die Qualität der Ausführung geht; wo die zu leistende Arbeit überschaubar, kontinuierlich und schwer messbar ist und wo sich das Leistungsergebnis nicht genau vorausbestimmen lässt.

9.1.2 Akkordlohn

Beim Akkordlohn (auch Stücklohn genannt) ist für die Bestimmung der Lohnhöhe die geleistete Arbeitsmenge entscheidend (Arbeitsmenge = die Anzahl der hervorgebrachten Leistungseinheiten oder der durchgeführten Verrichtungen).

Diese Art von Entlohnung wird überall dort eingesetzt, wo massenhafte Routineaufgaben mit Wiederholungscharakter zu erfüllen sind; wo es also weniger auf Sorgfalt und Gewissenhaftigkeit als vielmehr auf Quantität und Schnelligkeit ankommt. Keinen Einfluss auf die Vergütung hat hier die wirkliche angewendete Arbeitszeit. Berechnet wird hier entweder als Geldakkord oder als Zeitakkord.

9.1.2.1 Geldakkord

Hier wird dem Arbeitenden pro Leistungseinheit ein bestimmter Geldsatz vergütet, dessen Höhe sich nach der normalerweise benötigten Dauer und dem Schwierigkeitsgrad der Arbeit richtet (z. B. Vergütung einer Reinigungskraft, die eine bestimmte Quadratmeter-Anzahl an Fläche zu reinigen hat).

9.1.2.2 Zeitakkord

Hier wird dem Arbeitenden je Leistungseinheit eine bestimmte Bearbeitungszeit vorgegeben. Diese Vorgabezeit ist die durchschnittlich beanspruchte Zeit zur Ausübung einer Tätigkeit. Die Ermittlung der Vorgabezeit erfolgt häufig auf Basis mehrfacher Zeitmessungen einer Arbeitsleistung bei verschiedenen Personen.

Jeder Arbeitende bekommt für jede Minute der Vorgabezeit einen gewissen Geldbetrag bezahlt (Minutenfaktor). Wird bei der Erstellung einer Leistungseinheit die Vorgabezeit unterschritten, so erhöht sich der Stundenlohn.

Der Akkordlohn wird in Gruppen- und Einzelakkord unterschieden. Der Einzelakkord betrifft eine einzige Person, der Gruppenakkord eine Mehrzahl von Personen, die ihre Leistung gemeinsam und oft unter der Leitung eines Gruppenmitgliedes erbringen.

9.1.3 Prämienlohn

Hier handelt es sich um eine zusammengesetzte Lohnform, da auf einen fest vereinbartem Grundlohn ein Zusatzentgelt für besonders quantitative oder qualitative Mehrleistung gewährt wird.

Prämien werden angewandt, wenn Mitarbeiter z. B. Verbesserungsvorschläge für den Betrieb einbringen, die von besonderer Bedeutung sind und zur Verbesserung der Qualität und des betriebswirtschaftlichen Ergebnisses führen.

9.1.4 Gewinn- und Erfolgsbeteiligung

Dies wird teilweise auch als zusätzliches Arbeitsentgelt, aber auch als Teilhabe am betrieblichen Ergebnis angesehen.Wegen der praktischen Unlösbarkeit des vorliegenden Zurechnungsproblems und der Annahme, dass die reguläre vertragliche Entlohnung bereits voll dem Gegenwert der geleisteten Arbeit entspricht, gilt die Mitarbeiterbeteiligung vorrangig als ein Mittel zur Motivationsförderung und zur Verwirklichung sozialer Gerechtigkeit (vgl. Schmidt 2001).

Im gesamten Pflegebereich ist es üblich, den Mitarbeiter mit einen Zeitlohn (Monatsgehalt) zu vergüten. Zusätzlich zu diesem Gehalt fallen noch Zuschläge für Sonn- und Feiertagsarbeit sowie für Nachtarbeit an. Während öffentliche und kirchliche Träger an Tarifverträgen gebunden sind, somit auch die Zuschläge für die Mitarbeiter tariflich geregelt sind, liegt es bei privaten Betreibern von Pflegeeinrichtungen im jeweiligen Ermessen des Trägers, wie hoch die Vergütung für Nacht-, Sonn- und Feiertagsarbeit ausfällt.

10 Materialwirtschaft

Im Pflegebereich darf auch der Begriff »Materialwirtschaft« nicht fehlen. Sie umfasst die Disposition, den Einkauf, die Lagerung, die Verteilung und die Entsorgung des Produktionsfaktors »Material« für die Produktion von Sachgütern bzw. für die Realisierung von Dienstleistungen.

Die Materialwirtschaft gehört zu den betrieblichen Funktionen eines jeden Unternehmens, auch im Gesundheitswesen. Teilfunktionen sind »Disposition«, »Einkauf« und »Lagerung«

10.1 Disposition

Unter Disposition werden alle Tätigkeiten zusammengefasst, um die erforderliche optimale Bestellmenge zum fixierten Termin zu benennen. In der Berechnung sind Sicherheitsbestände, Beschaffungs- und Durchlaufzeiten zu berücksichtigen.

10.2 Einkauf

Der Einkauf umfasst die ökonomische Beschaffung aller für das Unternehmen notwendigen Materialien und Dienstleistungen:

Diese Beschaffung ist in folgenden Einzelschritten zu vollziehen:
- Marktforschung
- Planung der Beschaffungswege und Beschaffungsprinzipien
- Beschaffungsanbahnung
- Abschluss
- Abwicklung und Beschaffungskontrolle

10.3 Lagerung

Die Lagerung gewährleistet die Produktions- und Lieferbereitschaft des Unternehmens. Wesentliche Aufgaben sind die Bevorratungsplanung sowie die Überwachung von Materialeingang bis zum Materialausgang. Ebenso wichtig ist die Lagerungskontrolle, z. B. verderbliche Waren im Küchenbereich.

10.4 Grundsatzaufgaben der Materialwirtschaft

Die grundlegendste Aufgabe der Materialwirtschaft ist die Stärkung des strategischen und operativen Erfolgspotenzials des Unternehmens.

Dies wird erreicht durch:
- permanente Einflussnahme auf Forschung und Entwicklung für einen sparsamen Materialeinsatz und Nutzung der wissenschaftlichen Ergebnisse der Werkstofftechnik;
- eine kostensenkende Gestaltung der Arbeitsleistung zwischen Material und Teilelieferanten, den Verkehrsträgern, den Entsorgungsbetrieben und der eigenen Produktion,
- eine logische Gestaltung des außer- und innerbetrieblichen Materialflusses und die Durchsetzung geschlossener Stoffkreisläufe in Verbindung mit dem Recycling.

11 Grundfunktionen der Führung/ Unternehmensführung

Die Unternehmensführung ist durch verschiedene Grundfunktionen charakterisiert. So bedarf der Wertschöpfungs- und Dienstleistungsprozess eines Unternehmens einer marktorientierten und komplexen Gestaltung.

Woran orientiert sich u. a. der Pflegemarkt?

- Abklärung Pflegebedarf ambulant und/oder stationär.
- Abklärung nach ausreichend qualifiziertem Personal für die Personaleinsatzplanung.
- Wie viel Personal wird zur ausreichenden Pflege benötigt?
- Welche Konkurrenzbetriebe befinden sich in der Umgebung?

Damit wird sichtbar, dass es im Sinne einer Unternehmensführung einen integrierten Führungsprozess geben muss, der über die Führung einzelner betrieblicher Funktionsbereiche hinausgeht. Die dazu notwendigen Steuerungs- und Regelmaßnahmen machen den Kern dessen aus, was als »Unternehmensführung« oder »Management« bezeichnet wird. Da in der Regel alle Führungs- und Managementprozesse, vor allem im strategischen und taktischen Bereich durch Planung, Organisation, Kontrolle und Analyse charakterisiert sind, sprechen wir von Grundfunktionen der Führung/Unternehmensführung. Bei der Betrachtung verschiedener Prozessabläufe kann verallgemeinernd festgelegt werden, dass sich die Gesamtheit der Führung von Prozessen im Kreislauf von Planung, Analyse, Kontrolle und Organisation vollzieht (siehe Abbildung 1).

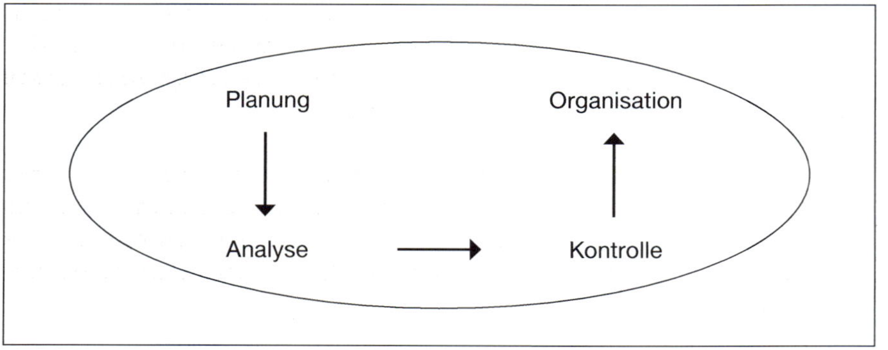

Abb. 1: Führung von Prozessen.

11.1 Das Controlling

Das Controlling wird gegenüber den Grundfunktionen der Führung durch einige Besonderheiten charakterisiert. Inhaltskomplexe, wie Analyse und Teile der Planung, können dem Controlling zugeordnet werden. Controlling kann als Entscheidungs- und Führungshilfe durch ergebnisorientierte Planung, Organisation und Überwachung des Unternehmens in all seinen Bereichen und Ebenen verstanden werden. Controlling beinhaltet vor allem die Erarbeitung von Entscheidungsvarianten für künftige Prozessabläufe aus den Erkenntnissen vorangegangener Abläufe und Systemverhaltensweisen. Diese übergreifende Funktion des Controllings lässt keine eindeutige Abgrenzung zu den Aufgaben innerhalb der Grundfunktionen der Unternehmensführung zu.

11.2 Die Betriebswirtschaftliche Auswertung (BWA)

Die betriebswirtschaftliche Auswertung ist ein wichtiges Controllinginstrument und dient sowohl den Abgleich der monatlichen Schwankungen bei Ein- und Ausgaben als auch als Benchmarkingsystem zum Vergleich von mehreren Einrichtungen eines Trägers. Die BWA ist ein laufendes Instrument, welches eine sensible, korrekte und zeitnahe Einpflegung der Daten voraussezt.

Je genauer und zeitlich enger Führung der Daten erfolgt um so schneller können Abweichungen von Plandaten erkannt werden und somit auch von den Führungskräften und Geschäftsführungen dagegen gesteuert werden.

Nachfolgend ein Beispiel einer betriebswirtschaftlichen Auswertung für eine stationäre Pflegeeinrichtung. Die Plandaten, die oft den Leitungskräften als Zielvorgabe für das laufende Jahr dienen errechnen sich immer aus den Vorjahresdaten und den geplanten Änderungen einer Einrichtung im laufenden Jahr.

Abweichungen mmüssen dann genauestens analysiert werden und bei einer größeren Abweichung abgestellt werden, so muss z. B. bei Umsatzrückgang analysiert werden, mit welchen Mitteln das Umsatzziel wieder erreicht werden kann (Öffentlichkeitsarbeit, Werbung,Veränderungen im täglichen Angebot usw.).

Tabelle 2: Ergebnisplanung

Erträge	Jahres-plan	Perioden Plan	Mon.	1	2	3
1. Ertrag Pflege PST 1			3	48.039,40	43.390,42	49.360,00
2. Ertrag Pflege PST 2			3	46.600,40	42.090,68	47.100,30
3. Ertrag Pflege PST 3			3	21.600,00	19.509,67	22.400,80
4. Ertrag Pflege SZ 0			3	2.200,00	1.987,10	2.400,90
5. Ertrag KZPFL			3	2.400,20	2.167,74	3.600,10
6. Ertrag Pflege/ Einstuf. nachträglich			3			
7. Ertrag (Pos. 1–6)	**1.400.000**	**354.847,71**		**120.840,00**	**109.145,61**	**124.862,10**
8. Ertrag aus Inkontinenz		3.850,00	3	1.360,00	1.200,00	1.290,00
9. Ertrag Sondereinnahmen (Spenden)		50,00	3		50,00	
10. Ertrag durch zusätzliche Verkäufe (z.B. offener Mittagstisch in einer Einrichtung)		501,55	3	193,25	195,65	112,65
11. Sonstige Erträge		21,50	3			21,5
Summe (Pos. 1–11)		**359.270,76**		**122.393,25**	**110.591,26**	**126.286,25**

Aufwendungen	Jahres-plan	Perioden Plan	Mon.	1	2	3
1. Einkauf Verwaltungsbedarf			3	221,98	199,69	189,45
2. Einkauf Inkontinenzartikel			3	999,98	901,50	1.009,50
3. Einkauf Pflegemittel			3	59,60	43,90	78,96
4. Einkauf für besondere Anlässe (Feierlichkeiten)			3	113,40	156,95	134,34
5. Medizinischer Sachbedarf			3	211,84	98,21	156,21
6. Kleinanschaffungen/ PH-Bedarf			3	89,90		78,23
Summe	**17.900,00**	**4.743,64**	3	**1.696,70**	**1.400,25**	**1.646,69**

Rohbetrag		**354.527,12**	3	**120.696,55**	**109.191,01**	**124.639,56**

►

Personalaufwand	Jahres-plan	Perioden Plan	Mon.	1	2	3
7. Sozialabgaben			3	21.349,67	22.009,87	21.900,93
8. Lohnsteuer			3	6.949,87	6.098,87	6.969,07
9. Lohn/Pflege			3	33.976,54	33.789,98	34.007,73
Lohn-Gesamt		**187.052,53**	3	**62.276,08**	**61.898,72**	**62.877,73**
11. Aushilfslöhne			3	634,55	512,86	612,34
12. Gehalt Heimleitung			3	3.400,55	3.400,55	3.400,55
13. Sonstige Personalk./ Reisekosten/Schulungen			3	145,45	198,87	134,45
14. Literatur			3	23,19	88,77	69,69
Summe 32–34		**199.674,35**	3	**66.479,82**	**66.099,77**	**67.094,76**

Sonstige Betriebliche Aufwendungen	Jahres-plan	Perioden Plan	Mon.	1	2	3
15. Miete			3	19.900,25	19.900,25	19.900,25
16. Wartung			3	400,00	400,00	400,00
17. Hausnebenkosten			3	78,23	78,23	78,23
18. Instandhaltung/Sonstiges			3	513,19	476,67	389,89
19. Instandhaltungs-/ Gebäudekosten			3		30,1	
20. Kfz.-Kosten			3	129,87	211,98	213,89
21. Fremdwäscherei			3	1540,2	1490,34	1534,23
22. Strom/Gas/ Wasser/Heizung			3	2249,49	2259,59	2261,45
23. Telefonkosten/Leading			3	89,29	89,29	89,29
24. Kulturelle Betreuung/ Werbung			3	51,25	48,75	49,23
25. Abschreibungen			3	1990,55	1990,55	1990,55
26. Bürobedarf/Porto/ EDV-Material			3	54,45	60,76	59,56
27. Beiträge/Gebühren			3	355,45	355,45	355,45
28. Catering			3	7.350,24	7.156,39	7.350,99
29. Zinsaufwand			3	187,20	186,65	179,29
30. Rechts- und Beratungs-kosten			3	221,20		89,70

▶

Sonstige Betriebliche Aufwendungen	**Jahres-plan**	**Perioden Plan**	**Mon.**	**1**	**2**	**3**
31. Sonstiger Aufwand			3	23,40	22,49	
Summe 44–60		**104.942,75**	3	**35.134,26**	**34.757,49**	**35.051,00**
Ergebnis der gewöhnlichen Geschäftstätigkeit			3			
			3			
1. A.O.-Ertrag			3	60,00		70,00
2. A.O.-Aufwand			3			
Summe		**130,00**	3	**60,00**		**70,00**
Jahresüberschuss/ Jahresfehlbetrag		**50.040,02**	3			
Rücklagenschaffung für zukünftige Investitionen (Zielvereinbarung)		6.000,00	3	2.000,00	2.000,00	2.000,00
Ergebnis		**44.040,02**	3	**17.142,47**	**6.333,75**	**20.563,8**

12 Erfolgsmaßstäbe für das betriebliche Wirtschaften

Alle Strukturen und Handlungsabläufe unterliegen in sämtlichen Betriebsbereichen und -ebenen der Richtschnur »Wirtschaftlichkeit«. Hier werden Mittel- und Zweckeinsatz verfolgt. Sofern betriebswirtschaftlich relevant und auf Basis von Zahlen quantifizierbar, lässt sich die Frage nach der Verwirklichung einer an dieser Verhaltensnorm ausgerichteten Betriebstätigkeit in informationsverdichtender Form durch zugehörige Erfolgs- und Leitungsmaßstäbe beantworten.

Mit Hilfe dieser formalen Gestaltungs- und Analysekriterien können anhand des verfügbaren Wissens erzielte wirtschaftliche Resultate als Ganzes rückschauend erfasst und ausgewiesen, aber auch bestimmte erwünschte Leistungsergebnisse des Betriebes insgesamt vorausblickend für die Zukunft festgelegt werden.

Übereinstimmend sind derartige Kennzahlen/-ziffern aus dem übergeordneten Zentralbegriff Wirtschaftlichkeit ableitbar. Zielabhängig findet sich nämlich das ökonomische Prinzip durch eine beachtenswerte Fülle betriebsadäquater und je nach Bedarfszweck verschieden weit aus differenzierbarer Maßstabsrelationen konkretisiert, die mengen- und/oder wertmäßige Berechnungsschichten aufweisen und allesamt empirischen, statistischen Charakter besitzen (da man absolute Wirtschaftlichkeit kaum anzugeben vermag).

12.1 Kostenwirtschaftlichkeit

Wirtschaftlichkeit im engeren ökonomischen Sinne als betrieblicher Leistungsmaßstab soll hier aus speziell kostenwirtschaftlicher, also kalkulatorischer Sicht betrachtet und behandelt werden.

Beispiel:
Ein ambulanter Dienst möchte die Kostenwirtschaftlichkeit pro Tag errechnen. Die Gesamtkosten der gefahrenen Touren für sieben Tage belaufen sich auf 14.000 €.

Rechnung $\frac{14.000\text{ €}}{7\text{ Tage}}$

ergibt: 2.000 € pro Tag.

Es müssen also mindestens 2.000 € pro Tag erwirtschaftet werden, damit die Kostenwirtschaftlichkeit gegeben ist. Achtung: Hier ist noch kein Gewinn mit erwirtschaftet!

12.2 Sparsamkeit

Durch Rechtsnormen verankert ist bei der Aufstellung und Ausführung des Haushaltsplanes auch der Grundsatz der Sparsamkeit zu beachten.

Misst man Wirtschaftlichkeit in Form des Sparsamkeitsgrades (SG), so wird der Quotient aus Soll-Einsatz zu Ist-Einsatz angezeigt (wobei der Soll-Einsatz den geringst möglichen Mittelaufwand bei vorgegebenem Nutzen definiert).

Die Grundformel lautet:

$$\text{SG (Sparsamkeitsgrad)} = \frac{\text{Solleinsatz}}{\text{Ist-Einsatz}}$$

oder sinngleich:

$$\text{SG (Sparsamkeitsgrad)} = \frac{\text{Ausgaben-Soll}}{\text{Ausgaben-Ist}}$$

12.3 Produktivität

Mit der Produktivität ist ein Erfolgskriterium aufgegriffen, das beim betriebsinternen Vorgang den Akzent auf reine mengenmäßige Aspekte legt, das also nach klassischer Vorstellung ausschließlich einer mengenbezogenen Beurteilung der Faktorergiebigkeit zu einem bestimmten Zeitraum dient

Die Produktivitätskennzahl (P) ist dann die Relation von

$$\frac{\text{Ausbringungsmenge}}{\text{Einsatzmenge}}$$

Je höher hier die Kennzahl über den Wert 1 liegt, desto größer ist die Produktivität.

Beispiel:
Bei einem Kosteneinsatz (alle Kosten) in Höhe von 100.000 € wird ein Umsatz von 130.000 € erzielt.

Rechnung: $\frac{130.000}{100.000} = 1,3$

12.4 Rentabilität

Der Beurteilungsmaßstab Rentabilität (identisch: wertmäßige Wirtschaftlichkeit, Ökonomie) umfasst den rein monetären Beziehungszusammenhang zwischen periodischem Ergebnis (Jahresüberschuss oder Jahresfehlbetrag) und Kapitaleinsatz des Betriebes (= sog. Kapitalrentabilität)

Beispiel einer Rentabilitätsvergleichsrechnung:

$$\frac{\text{Gewinn x 100}}{\text{Durchschn. eingesetzt. Kapital}}$$

weil das Ergebnis ein "Prozentergebnis" (also Wert von 100 %) ist!

Gewinn in Höhe von 1.400 €
Durchschnittlich eingesetztes Kapital in Höhe von 14.000 €.

Rechnung:
$\frac{1.400 \text{ x } 100}{14.000}$ Ergebnis 10,0 %

12.5 Effizienz und Effektivität

Mit Effizienz werden generell relativ optimale Aufwände (Mitteleinsatz)/ Ertrag-Ergebnis-Beziehungen wiedergegeben.

Effektivität erfasst die Leistungswirksamkeit im Hinblick auf vorgegebene Sachziele, nachprüfbar ist die Effektivität durch die Gegenüberstellung von Ziel (Soll) und Ergebnis (Ist), also durch einen Soll-Ist-Vergleich.

Beispiel:
Ein Unternehmen plant z. B. seine monatlichen Gewinne wie folgt:

Die tatsächlich erwirtschafteten Gewinne müssen monatlich gegenüber gestellt werden, damit rechtzeitig auf negative Abweichungen reagiert werden kann.

	Soll	Ist
Januar	25.000	22.000
Februar	26.000	27.000
März	20.000	20.000
April	21.000	22.000
Mai	25.000	25.000
Juni	26.000	27.000
Etc.		

12.6 Liquidität

Liquidität ist die Fähigkeit des Betriebes, seinen zwingend fälligen Verbindlichkeiten (aktuellen Zahlungsverpflichtungen) zu jedem Zeitpunkt fristgerecht und in vollem Umfang nachkommen zu können.

12.6.1 Liquiditätsplanung

Um rechtzeitig zu erkennen, ob Maßnahmen zur Wahrung der Liquidität erforderlich sind, müssen zukünftige Ein- und Auszahlungen geplant werden.

Liquiditätsplanung ist von Bedeutung, da einerseits laufende Kosten entstehen, andererseits eine Pflegeeinrichtung auf Zahlungen von Kassen, Sozialhilfeträgern und Selbstzahlern angewiesen ist.

Die Zahlungen sind abhängig von:
- dem Zeitpunkt der Rechnungserstellung
- der konkreten Leistungserfassung (ambulant)
- der Fehlerquote bei der Abrechnung
- der rechtzeitigen Genehmigung von Leistungen durch die Kassen

Die Liquiditätsplanung betrachtet alle Ein- und Auszahlungen monatsbezogen, unabhängig von der Verbuchung der Beträge in der Finanzbuchhaltung.

Einzig ausschlaggebend ist der Zeitpunkt des Zahlungseingangs bzw. -ausgangs. Unerheblich ist, zu welcher Rechnungsperiode die Zahlungen gehören.

Zahlungseingänge sollten regelmäßig überprüft werden, da sie einen wesentlichen Teil zur Liquidität des Unternehmens beitragen. Erfolgen z. B. Zahlungen von Klienten nicht innerhalb der im Vertrag vereinbarten Frist, sind unbedingt Zahlungserinnerungen und Mahnungen in schriftlicher Form an den Klienten zu senden, da ein Unternehmen erst nach angemessener Frist und wiederholter Aufforderung zur Zahlung gerichtliche Wege beschreiten kann.

Im ambulanten Bereich ist es wichtig, alle erbrachten Leistungen am Klienten auch abzuzeichnen. Hierfür müssen die Pflegekräfte vor Ort beim Patienten eine hundertprozentige Dokumentation der Leistungen vornehmen, da die Verwaltung nur dokumentierte Leistungen abrechnen kann.

Rechnungen sollten immer sofort nach Fälligkeit erstellt werden, da eine Zahlungsfrist erst ab Erstellung der Rechnung zählt. Werden z. B. in einem ambulanten Pflegedienst die Rechnungen des Vormonats in den ersten drei Werktagen des darauf folgenden Monats geschrieben, so ist die Wahrscheinlichkeit auf Ausgleich der Rechnungen bis Mitte des laufenden Monats hoch; werden die Rechnungen dagegen erst am zehnten des darauffolgenden Monats erstellt, so verzögert sich auch der Zahlungseingang.

Verspätete Zahlungseingänge wirken sich auf die Liquidität aus.

13 Gesetzliche Grundlagen der Pflegeversicherung aus betriebswirtschaftlicher Sicht

Alle gesetzlichen Grundlagen der Pflegeversicherung müssen auch aus betriebswirtschaftlicher Sicht berücksichtigt werden. Im Folgenden finden sich Auszüge aus den verschiedenen Gesetzen:

Die fünf Säulen der Sozialversicherung sind:
1. Krankenversicherung
2. Pflegeversicherung
3. Rentenversicherung
4. Arbeitslosenversicherung
5. Unfallversicherung (Beiträge werden allein vom Arbeitgeber getragen)

Das Pflegeversicherungsgesetz änderte zahlreiche bestehende Gesetze, etwa Krankenkassenrecht (SGB V), das Bundessozialhilfegesetz (BSHG) oder das Heimgesetz. Die Pflegeversicherung selbst ist im 11. Buch des Sozialgesetzbuches (SGB XI) geregelt. Im engeren Sinne ist also das Pflegeversicherungsgesetz das SGB XI.

Wichtige Detailregelungen zur Pflegeversicherung finden sich in Rechtsverordnungen und Richtlinien, etwa Pflegebedürftigkeitsrichtlinien sowie Vereinbarungen, etwa zur Qualität und Qualitätsvereinbarung.

SGB XI

Rechtsverordnungen:
z. B. VO zu § 40: Pflegehilfsmittel und technische Hilfen
VO zu § 92: Landespflegeausschüsse
VO zu § 109 Pflegestatistiken

Richtlinien:
z. B. RL zu § 17 Richtlinien der Pflegekassen

Rahmenvereinbarungen:
z. B. RV zu § 75 Rahmenverträge und Bundesempfehlungen über die pflegerische Versorgung
RV zu § 80 Maßstäbe und Grundsätze zur Sicherung und Weiterentwicklung der Pflegequalitäten

13.1 Auszüge aus dem Pflegeversicherungsgesetz

Tabelle 3: Auszüge aus dem Pflegeversicherungsgesetz (SGB XI).

Aufgaben und Ziele der Pflege lt. SGB XI	SGB XI	Titel
Möglichst selbstständiges und selbstbestimmtes Leben, das der Würde des Menschen entspricht. Körperliche, geistige und seelische Kraft wiedergewinnen und erhalten	§ 2 Abs. 1	Selbstbestimmung
Angemessenen Wünschen bei der Gestaltung der Hilfe soll – wenn möglich – entsprochen werden	§ 2 Abs. 2 (auch § 33 SGB I)	Selbstbestimmung
Auf religiöse Bedürfnisse Rücksicht nehmen	§ 2 Abs. 3	Selbstbestimmung
Unterstützung, damit der Pflegebedürftige möglichst lange in seiner häuslichen Umgebung leben kann	§ 3	Vorrang der häuslichen Pflege
Aktive Mitwirkung an der Vermeidung von Pflegebedürftigkeit, Teilnahme an Maßnahmen zur med. Reha, Mitwirkung bei aktiver Pflege	§ 6 Abs. 1+2	Eigenverantwortung
Unterstützen und Fördern der Bereitschaft zu humaner Pflege und Betreuung/Hinwirken auf eine Kultur des Helfens und der mitmenschlichen Zuwendung Ausbau und Weiterentwicklung durch neue Formen der teilstationären Pflege und der Kurzzeitpflege	§ 8 Abs. 2	Gemeinsame Verantwortung
Länder sind verantwortlich für die Vorhaltung einer leistungsfähigen, zahlenmäßig ausreichenden und wirtschaftlichen pflegerischen Versorgungsstruktur	§ 9	Aufgaben der Länder
Humane und aktivierende Pflege unter Achtung der Menschenwürde entsprechend dem allgemein anerkannten Stand der medizinisch-pflegerischen Erkenntnissen pflegen, versorgen und betreuen	§ 11 Abs. 1	Rechte und Pflichten der Pflegeeinrichtungen
Nahtloses und störungsfreies Ineinandergreifen von ärztlicher Behandlung, Behandlungspflege, rehabilitativen Maßnahmen, Grundpflege und Hauswirtschaft	§ 12 Abs. 2	Aufgabe der Pflegekassen
Hilfe besteht in der Unterstützung, in der teilweisen oder vollständigen Übernahme der Verrichtungen. Beaufsichtigung oder Anleitung mit dem Ziel der eigenständigen Übernahme der Verrichtungen	§ 14 Abs. 3	Begriff der Pflegebedürftigkeit
Leistungen nach dem allgemein anerkannten Stand der medizinisch-pflegerischen Erkenntnissen zu erbringen	§ 28 Abs. 3	Leistungsarten

►

Aufgaben und Ziele der Pflege lt. SGB XI	SGB XI	Titel
Aktivierung des Pflegebedürftigen, um vorhandene Fähigkeiten zu erhalten und – soweit möglich verlorene Fähigkeiten zurückzugewinnen	§ 28 Abs. 4	Grundsätze
Die Leistungen müssen wirksam und wirtschaftlich sein, sie dürfen das Maß des Notwendigen nicht übersteigen	§ 29 Abs. 1	Wirtschaftlichkeitsgebot
Die Pflegekassen haben eine bedarfsgerechte und gleichmäßige, dem allgemein anerkannten Stand der medizinisch-pflegerischen Erkenntnisse entsprechende pflegerische Versorgung sicherzustellen	§ 69 Abs. 1	Sicherstellungsauftrag

13.2 Sicherstellungsauftrag

Die Pflegekassen haben nach § 69 SGB XI im Rahmen ihrer Leistungsverpflichtung den Sicherstellungsauftrag zu erfüllen:

Sie haben eine bedarfsgerechte und gleichmäßige, dem allgemein anerkannten Stand medizinisch-pflegerischer Erkenntnisse entsprechende pflegerische Versorgung der Versicherten zu gewährleisten. Die Vorhaltung der Einrichtungen fällt in die Kompetenz der Länder.

13.3 Versorgungsvertrag

Um den Sicherstellungsauftrag wahrzunehmen, schließen die Pflegekassen mit den Trägern von Pflegeeinrichtungen Versorgungsverträge ab.

Im Versorgungsvertrag sind nach § 72 Abs. 1 SGB XI Art, Inhalt und Umfang der allgemeinen Pflegeleistungen festzulegen, die von der Pflegeeinrichtung während der Dauer des Vertrages für die Versicherten zu erbringen sind (Einhaltung dieser Inhalte wird durch den MDK bei § 80-Prüfungen überwacht).

13.4 Versorgungsauftrag

Aus dem Versorgungsvertrag der Einrichtungen ergibt sich der Versorgungsauftrag der Einrichtungen, d. h. gemäß dem Versorgungsvertrag die Versorgung der Bewohner durchzuführen.

14 Buchführungspflichten der Pflegeeinrichtungen

Im Folgenden finden sich die wichtigsten Auszüge aus der Pflege-Buchführungsverordnung (PBV vom 22. November 1995). Sie entstammen dem Bundesgesetzblatt, Jahrgang 1995 Teil I:

14.1 Die Pflege-Buchführungsverordnung

§ 1 Anwendungsbereich

(1) Die Rechnungs- und Buchführungspflichten der Pflegeeinrichtungen richten sich nach dieser Verordnung, unabhängig davon, ob die Pflegeeinrichtung Kaufmann im Sinne des Handelsgesetzbuches ist, und unabhängig von der Rechtsform der Pflegeeinrichtung. Rechnungs-, und Buchführungs- und Aufzeichnungspflichten nach anderen Vorschriften bleiben unberührt.

(2) Pflegeeinrichtungen im Sinne dieser Verordnung sind:
1. ambulante Pflegeeinrichtungen (Pflegedienste)
2. teilstationäre und vollstationäre Pflegeeinrichtungen (Pflegeheime) mit denen ein Versorgungsvertrag nach dem Elften Buch Sozialgesetzbuch besteht. (zugelassene Pflegeeinrichtungen). Erbringt eine zugelassene Pflegeeinrichtung neben Leistungen nach dem Elften Buch Sozialgesetzbuch andere Sozialleistungen im Sinne des Ersten Buches Sozialgesetzbuch (gemischte Einrichtung), so sind ihre Rechnungs- und Buchführungspflichten nach dieser Verordnung auf die Leistungen beschränkt, für die sie nach dem Elften Buch Sozialgesetzbuch als Pflegeeinrichtung zugelassen sind.

§ 2 Geschäftsjahr

Das Geschäftsjahr ist das Kalenderjahr

§ 3 Buchführung und Inventar

(1) Die Pflegeeinrichtungen führen ihre Bücher nach den regeln der kaufmännischen doppelten Buchführung. Für die Buchführung und Inventar gelten die §§ 238 bis 241 des Handelsgesetzbuchs.

(2) Die Konten sind nach dem Kontenrahmen der Anlage 4 einzurichten. Bei Verwendung eines hiervon abweichenden Kontenplanes hat die Pflege-

einrichtung durch ein ordnungsmäßiges Überleitungsverfahren die Umschlüsselung auf den Kontenrahmen nach Satz1 zu gewährleisten

§ 4 Jahresabschluß

(1) Der Jahresabschluß der Pflegeeinrichtung besteht aus:
1. der Bilanz, gegliedert nach Anlage 1
2. Der Gewinn- und Verlustrechnung, gegliedert nach Anlage 2, sowie
3. dem Anhang einschließlich des nach den Anlagen 3a und 3b gegliederten Anlagen und Fördernachweises. Der Jahresabschluß ist innerhalb von sechs Monaten nach Ablauf des Geschäftsjahres aufzustellen. Für die Aufstellung und den Inhalt des Jahresabschlusses gelten § 242, § 243 Abs. 1 und 2, die §§ 244 bis 256m § 264 Abs. 2, § 265 Abs. 2, 5 und 8, § 279, §284 Abs. 2 NR1 und 3 des Handelsgesetzbuches sowie Artikel 24 Abs. 5 Satz 2 und Artikel 28 des Einführungsgesetzes zum Handelsgesetzbuch.

(2) Soweit ein Träger mehrere Pflegeeinrichtungen betreibt, die keine Vollkaufleute im Sinne des Handelsgesetzbuches sind, kann er diese in einem Jahresabschluß zusammenfassen. Dabei ist der Anlagen- und Fördernachweis nach den Anlagen 3a und 3b für jede Pflegeeinrichtung gesondert zu erstellen. § 7 bleibt unberührt.

(3) Bei gemischten Einrichtungen im Sinne des § 1 Abs. 2 Satz 2 kann der Träger
1. eine auf die Leistungen nach dem Elften Buch Sozialgesetzbuch begrenzten Jahresabschluß (Teil-Jahresabschluß) erstellen oder
2. unter Verwendung der Anlagen 31 und 3b die Erträge und Aufwendungen seiner Pflegeeinrichtung in einer nach Anlage 2a gegliederten Teil-Gewinn- und Verlustrechnung so zusammenfassen, daß sie von den anderen Leistungsbereichen der Einrichtung getrennt sind. Ist eine Abgrenzung nicht möglich, haben die erforderlichen Zuordnungen zu den verschiedenen Leistungsbereichen auf der Grundlage von vorsichtigen und wirklichkeitsnahen Schätzungen zu erfolgen. § 7 bleibt unberührt.

§ 5 Einzelvorschriften der Bilanz

(1) Vermögensgegenstände des Anlagevermögens, deren Nutzung zeitlich begrenzt ist, sind in der Bilanz höchstens zu den Anschaffungs- oder Herstellungskosten, vermindert um Abschreibungen, anzusetzen. Kann eine zugelassene Pflegeeinrichtung, die erstmals nach den Grundsätzen dieser Verordnung eine Bewertung der Anlagevermögens vornimmt, zum Stichtag der Eröffnungsbilanz die tatsächlichen Anschaffungs- oder Herstellungskosten nicht ohne unvertretbaren Aufwand ermitteln, so

sind den Preisverhältnissen des vermutlichen Anschaffungs- oder Herstellungszeitpunktes entsprechende Erfahrungswerte als Anschaffungs- oder Herstellungskosten anzusetzen. Vermögensgegenstände des Anlagevermögens, die bei Pflegeheimen am 1. Januar 1997, bei Pflegediensten am 1. Januar 1998 bis auf einen Erinnerungsposten abgeschrieben sind, können mit diesen Restbuchwert angesetzt werden.

(2) Vermögensgegenstände des Anlagevermögens, die mit öffentlichen Fördermitteln oder sonstigen Zuwendungen Dritter angeschafft oder hergestellt worden sind, sind auf der Aktivseite der Bilanz mit dem Bruttowert anzusetzen. Auf der Passivseite der Bilanz sind die bereits zweckentsprechend verwendeten Fördermittel oder Zuwendungen als Sonderposten gesondert auszuweisen, vermindert um den Betrag der bis zum jeweiligen Bilanzstichtag angefallenen Abschreibungen auf die mit diesen Mitteln finanzierten Vermögensgegenstände des Anlagevermögens.

(3) Bei Pflegeeinrichtungen ohne eigene Rechtspersönlichkeit oder in einer andren Rechtsform als der Kapitalgesellschaft sind in der Bilanz unter dem Eigenkapital als »gewährtes Kapital« die Beträge auszuweisen, die der Einrichtung für die Erfüllung ihres Versorgungsauftrages nachdem Elften Buch Sozialgesetzbuch vom Rechtsträger auf Dauer zur Verfügung gestellt werden. Sonstige Einlagen des Rechtsträgers ind als Kapitalrücklagen auszuweisen. Für Gewinnrücklagen gilt § 272 Abs. 3 des Handelsgesetzbuches entsprechend.

(4) Sind der Pflegeeinrichtung vor Aufnahme in den Landespflegeplan für Lasten aus Darlehen Fördermittel bewilligt worden, so ist in Höhe des Teils der jährlichen Abschreibungen auf die mit diesen Mitteln finanzierten Vermögensgegenstände des Anlagevermögens, der nicht durch den Tilgungsanteil der Fördermittel gedeckt ist, in der Bilanz auf der Aktivseite ein »Ausgleichsposten aus Darlehensförderung« zu bilden. Ist der Tilgungsanteil der Fördermittel aus der Darlehensförderung höher als die jährlichen Abschreibungen auf die mit diesen Mitteln finanzierten Vermögensgegenstände des Anlagevermögens, so ist in der Bilanz in Höhe des überschießenden Betrages auf der Passivseite ein »Ausgleichsposten aus Darlehensförderung« zu bilden.

(5) In Höhe der Abschreibungen auf die aus Eigenmitteln des Trägers der Pflegeeinrichtung vor Beginn der Förderung beschafften Vermögensgegenstände des Anlagevermögens, für die ein Ausgleich für die Abnutzung in der Zeit ab Beginn der Förderung verlangt werden kann, ist in der Bilanz auf der Aktivseite ein »Ausgleichsposten für Eigenmittelförderung« zu bilden.

§ 6 Aufbewahrung und Vorlegung von Unterlagen

Für die Aufbewahrung von Unterlagen, die Aufbewahrungsfristen und die Vorlegung von Unterlagen gelten die §§ 257 und 261 des Handelsgesetzbuches.

§ 7 Kosten- und Leistungsrechnung

Die zugelassenen Pflegeeinrichtungen haben eine Kosten- und Leistungsrechnung zu führen, die eine betriebsinterne Steuerung sowie eine Beurteilung der Wirtschaftlichkeit und Leistungsfähigkeit ermöglicht. Die Kosten- und Leistungsrechnung muß die Ermittlung und Abgrenzung der Kosten der jeweiligen Betriebszweige sowie die Erstellung der Leistungsnachweise nach den Vorschriften des Achten Kapitels des Elften Buches Sozialgesetzbuch ermöglichen. Dazu gehören folgende Mindestanforderungen:

1. Die Pflegeeinrichtungen haben die auf Grund ihrer Aufgaben und Strukturen erforderlichen Kostenstellen zu bilden; dabei kann der Kostenstellenrahmen nach dem Muster der Anlage 5 angewendet werden.
2. Die Kosten sind aus der Buchführung nachprüfbar herzuleiten.
3. Die Kosten und Leistungen sind verursachungsgerecht nach Kostenstellen zu erfassen; sie sind darüber hinaus den anfordernden Kostenstellen zuzuordnen, sowie dies für die in Satz 1 genannten Zwecke erforderlich ist.
4. Die Kosten und Leistungen sind verursachungsgerecht den Kostenträgern zuzuordnen; dabei kann die Kostenträgerübersicht nach dem Muster der Anlage 6a angewendet werden.
5. Bei Einrichtungen nach § 4 Abs. 2 oder 3 muss eine verursachungsgerechte Abgrenzung der Kosten und Erträge mit anteiliger Zuordnung auf die verschiedenen Einrichtungen erfolgen; § 4 Abs. 3 Nr. 2 gilt entsprechend.

§ 8 Wahlrecht für Kapitalgesellschaften

Pflegeeinrichtungen, die Kapitalgesellschaften im Sinne des Zweiten Abschnitts der Dritten Buches des Handelsgesetzbuches sind, brauchen auch für Zwecke des Handelsrechts bei der Aufstellung, Feststellung und Offenlegung ihres Jahresabschlusses nach dem Handelsgesetzbuch die Gliederungsvorschriften nach §§ 266, 268 Abs. 2 und § 275 des Handelsgesetzbuches nicht anzuwenden. Sehen Sie von der Anwendung ab, so haben sie bei der Aufstellung, Feststellung und Offenlegung die Bilanz nach Anlage 1, die Gewinn- und Verlustrechnung nach Anlage 2 und den Anlagennachweis nach Anlage 3a zu gliedern. Die im Anlagennachweis vorgeschriebenen Angaben sind auch für den Posten »Immaterielle Vermögensgegenstände« und jeweils für die Posten des Finanzanlagevermögens zu machen.

(2) Bei Inanspruchnahme des Wahlrechts nach Absatz 1 und für Zwecke des Handelsrechts gelten die Erleichterungen für kleine und mittelgroße Kapitalgesellschaften nach § 266 Abs. 1 Satz 3 und § 276 des Handelsgesetzbuchs bei der Aufstellung und Feststellung nicht; bei der Offenlegung nach den §§ 325 und 328 des Handelsgesetzbuches mit der Maßgabe angewendet werden, dass in der Bilanz nach Anlage 1 und im Anlagennachweis nach Anlage 3a nur die mit Buchstaben und römischen Zahlen bezeichneten Posten ausgewiesen werden müssen und dass in Gewinn- und Verlustrechnung nach Anlage 2 die Posten 1 bis 8 und 10 zu dem Posten »Rohergebnis« zusammengefasst werden dürfen.

§ 9 Befreiungen

(1) Von den Vorschriften dieser Verordnung sind befreit:

1.) Pflegedienste mit bis zu sechs Vollzeitkräften; Teilzeitkräfte sind auf Vollzeitkräfte umzurechnen;
2.) Teilstationäre Pflegeeinrichtungen und Einrichtungen der Kurzzeitpflege mit bis zu acht Pflegeplätzen,
3.) Vollstationäre Pflegeeinrichtungen mit bis zu zwanzig Pflegeplätzen. Für die Ermittlung der Vollzeitkräfte und der Pflegeplätze sind die Durchschnittswerte im abgelaufenen Geschäftsjahr maßgebend. Satz 1 gilt nicht für Pflegeeinrichtungen, deren Umsätze aus der Erfüllung ihres Versorgungsauftrages nach dem Elften Buch Sozialgesetzbuchs (ohne Investitionsaufwendungen) bei Pflegeheimen 500.000 €, bei Pflegediensten 250.000 € im abgelaufenen Geschäftsjahr übersteigen.

(2) Von den Vorschriften dieser Verordnungen können ganz oder teilweise befreit werden:

1.) Pflegedienste mit sieben bis zu zehn Vollzeitkräften; Teilzeitkräfte sind auf Vollzeitkräfte umzurechnen,
2.) Teilstationäre Pflegeeinrichtungen und Einrichtungen der Kurzzeitpflege mit neun bis zu fünfzehn Pflegeplätzen,
3.) Vollstationäre Pflegeeinrichtungen mit einundzwanzig bis zu dreißig Pflegeplätzen.

Absatz 1 Satz 2 gilt entsprechend. Über eine Befreiung und ihre Versagung entscheiden auf Antrag des Trägers der Pflegeeinrichtung die Landesverbände der Pflegekassen gemeinsam im Einvernehmen mit der zuständigen Landesbehörde nach pflichtgemäßem Ermessen. Maßstab für diese Ermessensentscheidung ist insbesondere die Frage, ob die mit der Anwendung der Verordnung verbundenen Kosten in einem angemessenen Verhältnis zu dem erreichbaren Nutzen stehen oder ob die in § 7 gestellten Anforderungen nicht auch auf andere Weise erreicht werden können.

Pflegeeinrichtungen, die nach Absatz 1 oder 2 von den Vorschriften dieser Verordnung befreit sind, haben ein vereinfachte Einnahmen- und Ausgabenrechnung zu führen, die den Grundsätzen ordnungsgemäßer Buchführung entspricht; als Mindestanforderung gelten die in § 259 Abs. 1 des Bürgerlichen Gesetzbuchs aufgeführten Rechenschaftspflichten entsprechend. Die Auskunfts- und Nachweispflichten der Pflegeeinrichtungen nach dem Siebten und Achten Kapitel des Elften Buches Sozialgesetzbuch bleiben unberührt.

§ 10 Ordnungswidrigkeiten

Ordnungswidrig im Sinne des § 334 Abs. 1 Nr. 6 des Handelsgesetzbuches handelt, wer als Mitglied des vertretungsberechtigten Organs oder des Aufsichtsrats einer Pflegeeinrichtung, die Kapitalgesellschaft ist, bei der Aufstellung oder Feststellung des Jahresabschlusses

1. entgegen § 8 Abs. 1 Satz 2
   a) die Bilanz nicht nach Anlage 1,
   b) die Gewinn- und Verlustrechnung nicht nach Anlage 2,
   c) den Anlagennachweis nicht nach Anlage 3a gliedert oder
2. entgegen § 8 Abs.1 Satz 3 die dort bezeichneten zusätzlichen Angaben im Anlagennachweis nicht, nicht in der vorgeschriebenen Form oder nicht mit dem vorgeschriebenen Inhalt macht.

§ 11 Inkrafttreten und Übergangsvorschriften

(1) Diese Verordnung tritt am 01. Januar 1996 in Kraft.

(2) Der Jahresabschluß nach § 4 ist erstmals aufzustellen:
  1. bei stationären Pflegeeinrichtungen zum 31. Dezember 1997 für das Geschäftsjahr 1997 bis spätestens zum 30. Juni 1998,
  2. bei ambulanten Pflegeeinrichtungen zum 31. Dezember 1998 für das Geschäftsjahr 1998 bis spätestens zum 30. Juni 1999.

(3) Stichtag für die Eröffnungsbilanz sowie für die erstmalige Aufstellung das Anlagen- und Fördernachweises (Anlagen 3a und 3b) sind:
  1.) bei stationären Pflegeeinrichtungen der 1. Januar 1997
  2.) bei ambulanten Pflegeeinrichtungen der 1. Januar 1998.

  Wird die Pflegeeinrichtung erst nach dem 1. Januar des jeweiligen Geschäftsjahres in Betrieb genommen, ist Stichtag für die Eröffnungsbilanz der Tag der Betriebsaufnahme. Die Eröffnungsbilanz ist binnen sechs Monaten nach dem jeweiligen Stichtag aufzustellen.

(4) Die Vorschriften über Buchführung und Inventar (§ 3) sowie über Kosten- und Leistungsrechnung (§ 7) sind auf stationäre Pflegeeinrichtungen erstmals für das Geschäftsjahr 1997 und auf ambulanten Pflegeeinrichtungen erstmals für das Geschäftsjahr 1998 anzuwenden.

(5) Wird eine Pflegeeinrichtung im Jahr 1996 an einen freigemeinnützigen oder privaten Träger veräußert, können die in Absatz 2 bis 4 genannten Fristen auf Antrag des neuen Trägers gemäß § 9 Abs. 2 Satz 3 jeweils um ein Jahr verlängert werden.

14.2 Kontenrahmen laut Pflegebuchführungsverordnung

Der vorgegebene Kontenrahmen (siehe Tabelle 4) lässt den Einrichtungen wenig Spielraum zur eigenen Gestaltung. So wird die Erfassung der Erträge erstens nach den verschiedenen Pflegestufen und zweitens nach der Art der Einrichtung (Tages-, Nacht-, Kurzzeit- oder Dauerpflege) vorgeschrieben.

Für die ambulanten Einrichtungen wurden ebenso eigene Ertragskonten eingerichtet. Somit kann aus der Buchhaltung die genaue Belegung nach Pflegestufen oder Aufenthaltsart (Langzeit- oder Kurzzeitpflege) ersehen werden. Ebenso lässt sich durch die Ertragsbuchung das betreute Klientel eines ambulanten Dienstes ermitteln.

Tabelle 4: Kontenrahmen laut Pflegebuchführungsverordnung (Angaben lt. Bundesgesetzblatt, Jahrgang 1995, Teil I).

Konten-Klasse	Konten-Gruppe	Konten-Untergruppe	Text
0			Kontenklasse 0 Ausstehende Einlagen, Anlagevermögen
	00		Ausstehende Einlagen auf das gezeichnete oder festgesetzte Kapital
	01		Grundstücke und grundstückseigene Rechte
		010	Bebaute Grundstücke
		011	Betriebsbauten
		012	Außenanlagen
	02		Grundstücke und grundstücksgleiche Rechte mit Wohnbauten
		020	Bebaute Grundstücke
		021	Wohnbauten
		022	Außenanlagen
	03		Grundstücke und grundstücksgleiche Rechte ohne Bauten

►

Konten-Klasse	Konten-Gruppe	Konten-Untergruppe	Text
	04		Bauten auf fremden Grundstücken
		040	Betriebsbauten
		041	Wohnbauten
		042	Außenanlagen
	05		Technische Anlagen
		050	In Betriebsbauten
		051	In Wohnbauten
		052	In Außenanlagen
	06		Einrichtung und Ausstattung
		060	In Betriebsbauten
		061	In Wohnbauten
		062	In Außenanlagen
		063	Fahrzeuge
		064	Geringwertige Wirtschaftsgüter (GWG's)
		065	Festwerte in Betriebsbauten
		066	Festwerte in Wohnbauten
	07		Anlagen im Bau, Anzahlungen auf Anlagen
		070	Betriebsbauten
		071	Wohnbauten
	08		Immaterielle Vermögensgegenstände, Beteiligungen und andere Finanzanlagen
		080	Immaterielle Anlagegüter
		081	Anteile an verbundenen Unternehmen
		082	Ausleihungen an verbundene Unternehmen
		083	Beteiligungen
		084	Ausleihungen an Unternehmen, mit denen ein Beteiligungsverhältnis besteht
		085	Wertpapiere des Anlagevermögens
		086	Sonstige Finanzanlagen
1			Kontenklasse 1 Umlaufvermögen, Rechnungsabgrenzung

►

Konten-Klasse	Konten-Gruppe	Konten-Untergruppe	Text
	10		Vorräte
		101	Roh-, Hilfs- und Betriebsstoffe
		102	Geleistete Anzahlungen
	11		Forderungen aus geleisteten Anzahlungen auf Lieferungen und Leistungen
	12		Kassenbestand, Guthaben bei Kreditinstituten und Schecks
	13		Wertpapiere des Umlaufvermögens
	14		Forderungen aus öffentlicher Förderung
	15		Forderungen aus nicht-öffentlicher Förderung
	16		Sonstige Vermögensgegenstände
		160	Forderungen an Gesellschafter oder Träger der Pflegeeinrichtung
		161	Forderungen gegen verbundene Unternehmen
		162	Forderungen gegen Unternehmen, an denen ein Beteiligungsverhältnis besteht
		163	Vorsteuer
		164	Sonstiges
	17		Ausgleichsposten
		171	Ausgleichsposten aus Darlehensförderung
		172	Ausgleichsposten für Eigenmittelförderung
	18		Rechnungsabgrenzung
	19		Bilanzverlust
2			Kontenklasse 2 Eigenkapital, Sonderposten, Rückstellungen
	20		Eigenkapital
		200	Gezeichnetes/gewährtes Kapital
		201	Kapitalrücklagen
		202	Gewinnrücklagen
		203	Gewinnvortrag/Verlustvortrag
		204	Jahresabschluss/Jahresfehlbetrag

►

Konten-Klasse	Konten-Gruppe	Konten-Untergruppe	Text
	21		Sonderposten aus öffentlichen Fördermitteln für Investitionen
	22		Sonderposten aus nicht-öffentlichen Fördermitteln für Investitionen
	23		Ausgleichsposten aus Darlehensförderung
	24		Rückstellungen
		240	Pensionsrückstellungen
		241	Steuerrückstellungen
		242	Urlaubsrückstellungen
		243	Sonstige Rückstellungen
3			Kontenklasse 3 Verbindlichkeiten, Rechnungsabgrenzung
	30		Verbindlichkeiten aus Lieferungen und Leistungen
	31		Verbindlichkeiten gegenüber Kreditinstituten
	32		Verbindlichkeiten aus öffentlicher Förderung
	33		Verbindlichkeiten aus nicht-öffentlicher Förderung
	34		Erhaltene Anzahlungen
	35		Sonstige Verbindlichkeiten
		350	Gegenüber Mitarbeitern
		351	Gegenüber Sozialversicherungsbehörden
		352	Gegenüber Finanzbehörden
		353	Gegenüber Bewohnern
		354	Gegenüber Gesellschaftern oder Träger(n) der Einrichtung
		355	Gegenüber verbundenen Unternehmen
		356	Gegenüber Unternehmen, mit denen ein Beteiligungsverhältnis besteht
		357	Sonstige Verbindlichkeiten
	36		Umsatzsteuer
	37		Verwahrgeldkonto
	38		Rechnungsabgrenzung
	39		Frei

▶

Konten-Klasse	Konten-Gruppe	Konten-Untergruppe	Text
4			Kontenklasse 4 Betriebliche Erträge
	40		Erträge aus ambulanten Pflegeleistungen
		400	Erträge aus Pflegeleistungen: Pflegestufe I
			4000 Pflegekasse
			4001 Sozialhilfeträger
			4002 Selbstzahler
			4003 Übrige
		401	Erträge aus Pflegeleistungen: Pflegestufe II
			4020 Pflegekasse
			4021 Sozialhilfeträger
			4022 Selbstzahler
			4023 Übrige
		403	Erträge aus Pflegeleistungen: Pflegestufe III
			4030 Pflegekasse
			4031 Sozialhilfeträger
			4032 Selbstzahler
			4033 Übrige
		404	Erträge aufgrund häuslicher Pflege bei Verhinderung der Pflegeperson
		405	Erträge aufgrund von Regelungen über Pflegehilfsmittel
		406	Sonstige Erträge
	41		Erträge aus teilstationären Leistungen
		410	Erträge aus Pflegeleistungen: Pflegestufe I
			4100 Pflegekasse
			4101 Sozialhilfeträger
			4102 Selbstzahler
			4103 Übrige
		411	Erträge aus Pflegeleistungen: Pflegestufe III
			4110 Pflegekasse

►

Konten-Klasse	Konten-Gruppe	Konten-Untergruppe	Text
			4111 Sozialhilfeträger
			4112 Selbstzahler
			4113 Übrige
		412	Erträge aus Pflegeleistungen: Pflegestufe IIII
			4120 Pflegekasse
			4121 Sozialhilfeträger
			4122 Selbstzahler
			4123 Übrige
		413	Erträge aus Unterkunft und Verpflegung
		414	Erträge aus Zusatzleistungen: Pflege
		415	Erträge aus Zusatzleistungen: Unterkunft und Verpflegung
		416	Erträge aus Transportleistungen
		417	Erträge aufgrund von Regelungen über Hilfsmittel
		418	Sonstige Erträge
	42		Erträge aus vollstationären Pflegleistungen
		420	Erträge aus Pflegeleistungen: Pflegestufe I
			4200 Pflegekasse
			4201 Sozialhilfeträger
			4202 Selbstzahler
			4203 Übrige
		421	Erträge aus Pflegeleistungen: Pflegestufe II
			4210 Pflegekasse
			4211 Sozialhilfeträger
			4212 Selbstzahler
			4213 Übrige
		422	Erträge aus Pflegeleistungen: Pflegestufe III
			4220 Pflegekasse
			4221 Sozialhilfeträger
			4222 Selbstzahler

▶

Konten-Klasse	Konten-Gruppe	Konten-Unter-gruppe	Text
			4223 Übrige
		423	Erträge aus Pflegeleistungen: Härtefälle
			4230 Pflegekasse
			4231 Sozialhilfeträger
			4232 Selbstzahler
			4233 Übrige
		424	Erträge aus Unterkunft und Verpflegung
		425	Erträge aus Zusatzleistung: Pflege
		426	Erträge aus Zusatzleistung: Unterkunft und Verpflegung
		427	Erträge aufgrund von Regelungen über Pflegehilfsmittel
		428	Sonstige Erträge
	43		Erträge aus Leistungen der Kurzzeitpflege
		430	Erträge aus Pflegeleistungen: Pflegestufe I
			4300 Pflegekasse
			4301 Sozialhilfeträger
			4302 Selbstzahler
			4303 Übrige
		431	Erträge aus Pflegeleistungen: Pflegestufe II
			4310 Pflegekasse
			4311 Sozialhilfeträger
			4312 Selbstzahler
			4313 Übrige
		432	Erträge aus Pflegeleistungen: Pflegestufe III
			4320 Pflegekasse
			4321 Sozialhilfeträger
			4322 Selbstzahler
			4323 Übrige
		433	Erträge aus Unterkunft und Verpflegung

▶

Konten-Klasse	Konten-Gruppe	Konten-Untergruppe	Text
		434	Erträge aus Zusatzleistungen: Pflege
		435	Erträge aus Zusatzleistungen: Unterkunft und Verpflegung
		436	Erträge aufgrund von Regelungen über Pflegehilfsmittel
		437	Sonstige Erträge
	44		Zuweisungen und Zuschüsse zu Betriebskosten
		440	Für ambulante Pflegeleistungen
		441	Für teilstationäre Pflegeleistungen
		442	Für vollstationäre Pflegeleistungen
		443	Für Leistungen der Kurzzeitpflege
	45		Erträge aus öffentlicher Förderung für Investitionen
		450	In ambulanten Pflegeeinrichtungen
		451	In teilstationären Pflegeeinrichtungen
		452	In vollstationären Pflegeeinrichtungen
		453	In Einrichtungen der Kurzzeitpflege
	46		Erträge aus nicht-öffentlicher Förderung
		460	In ambulanten Pflegeeinrichtungen
		461	In teilstationären Pflegeeinrichtungen
		462	In vollstationären Pflegeeinrichtungen
		463	In Einrichtungen der Kurzzeitpflege
		464	Erträge aus gesonderter Berechnung von Investitionsaufwendungen gegenüber Pflegebedürftigen (§ 82 Abs. 3 + 4 SGB XI)
	47		Erträge aus der Auflösung von Sonderposten
		470	Bei ambulanten Pflegeeinrichtungen
		471	Bei teilstationären Pflegeeinrichtungen
		472	Bei vollstationären Pflegeeinrichtungen
		473	Bei Einrichtungen der Kurzzeitpflege
	48		Rückvergütungen, Erstattungen, Sachbezüge, Erträge aus Sonderverrechnungen
		480	Erstattungen des Personals für freie Station

►

Konten-Klasse	Konten-Gruppe	Konten-Untergruppe	Text
		481	Erstattungen des Personals für Unterkunft
		482	Erstattungen des Personals für Verpflegung
		483	Sonstige Erstattungen
		484	Erträge aus Hilfsbetrieben
		485	Erträge aus Nebenbetrieben
		486	Erträge aus Betriebskostenzuschüssen für sonstige ambulanten Leistungen (außerhalb des SGB XI)
		487	Erträge aus der Erstattung von Ausgleichsposten aus Darlehens- und Eigenmittelförderung
		488	Sonstige Erträge aus Sonderrechnungen
	49		Frei
5			Kontenklasse 5 Andere Erträge
	50		Erträge aus Beteiligungen und Finanzanlagen
		500	Erträge aus Beteiligungen an verbundenen Unternehmen
		501	Erträge aus anderen Beteiligungen
		502	Erträge aus Finanzanlagen in verbundenen Unternehmen
		503	Erträge aus anderen Finanzanlagen
	51		Zinsen und ähnliche Erträge
		510	Zinsen und ähnliche Erträge aus verbundenen Unternehmen
		511	Zinsen für Einlagen bei Kreditinstituten
		512	Zinsen aus Wertpapieren des Umlaufvermögens
		513	Zinsen für Forderungen
		514	Sonstige Zinsen und ähnliche Erträge
	52		Erträge aus dem Abgang von Gegenständen des Anlagevermögens und aus Zuschreibungen zu Gegenständen des Anlagevermögens
	53		Erträge aus der Auflösung von Rückstellungen
	54		Bestandsveränderungen, aktivierte Eigenleistungen

▶

Konten-Klasse	Konten-Gruppe	Konten-Untergruppe	Text
		540	Erhöhung oder Verminderung des Bestandes an fertigen und unfertigen Erzeugnissen und Leistungen
		541	Andere aktivierte Eigenleistungen
	55		Sonstige ordentliche Erträge
	56		Außerordentliche Erträge
		560	Periodenfremde Erträge
		561	Spenden und ähnliche Zuwendungen
		562	Sonstige außerordentliche Erträge
	57		Frei
	58		Frei
	59		Frei
6			Kontenklasse 6 Aufwendungen
	60		Löhne und Gehälter
		600	Leitung der Pflegeeinrichtung
		601	Pflegedienst
		602	Hauswirtschaftlicher Dienst
		603	Verwaltungsdienst
		604	Technischer Dienst
		605	Sonstige Dienste
	61		Gesetzliche Sozialabgaben (Aufteilung wie 600 bis 605)
	62		Altersversorgung (Aufteilung wie 600 bis 605)
	63		Beihilfen und Unterstützung (Aufteilung wie 600 bis 605)
	64		Sonstige Personalaufwendungen (Aufteilung wie 600 bis 605)
	65		Lebensmittel
	66		Aufwendungen für Zusatzleistungen
	67		Wasser, Energie, Brennstoffe
	68		Wirtschaftsbedarf/Verwaltungsbedarf
		680	Materialaufwendungen

►

Konten-Klasse	Konten-Gruppe	Konten-Untergruppe	Text
			6800 Eigenfinanzierung
			6801 Finanzierung nach Landesrecht
		681	Bezogene Leistungen
		682	Büromaterial
		683	Telefon
		684	Sonstiger Verwaltungsbedarf
		685	Aufwendungen für zentrale Dienstleistungen
	69		Frei
7			Kontenklasse 7 Weitere Aufwendungen
	70		Aufwendungen für Verbrauchsgüter gem. § 82 Abs. 2 Nr. 1, 2. Halbsatz SGB XI
	71		Steuern, Abgaben, Versicherungen
		710	Steuern
		711	Abgaben
		712	Versicherungen
	72		Zinsen und ähnliche Aufwendungen
		720	Zinsen für Betriebsmittelkredite
		721	Zinsen für langfristige Darlehen
		722	Sonstige Zinsen
	73		Sachaufwendungen für Hilfs- und Nebenbetriebe
	74		Zuführung von Fördermitteln zu Sonderposten oder Verbindlichkeiten
		740	Zuführung von öffentlichen Fördermitteln zu Sonderposten oder Verbindlichkeiten
		741	Zuführung von nicht-öffentlichen Fördermitteln zu Sonderposten oder Verbindlichkeiten
	75		Abschreibungen
		750	Abschreibungen auf immaterielle Gegenstände
		751	Abschreibungen auf Sachleistungen
		752	Abschreibungen auf Finanzanlagen und Wertpapiere des Umlaufvermögens

►

Konten-Klasse	Konten-Gruppe	Konten-Untergruppe	Text
		753	Abschreibungen auf Forderungen
		754	Abschreibungen auf sonstige Vermögensgegenstände
	76		Mieten, Pacht, Leasing
	77		Aufwendungen für Instandhaltung und Instandsetzung, sonstige ordentliche Aufwendungen
		771	Aufwendungen für Instandhaltung und Instandsetzung
		772	Sonstige ordentliche Aufwendungen
	78		Außerordentliche Aufwendungen
		780	Aufwendungen aus dem Abgang von Gegenständen des Anlagevermögens
		781	Periodenfremde Aufwendungen
		782	Spenden und ähnliche Aufwendungen
		783	Aufwendungen für Verbandsumlagen
		784	Aufwendungen aus der Zuführung zu Ausgleichsposten aus Darlehensförderung
		785	Sonstige außerordentliche Aufwendungen
	79		Frei
8			Kontenklasse 8 Eröffnungs- und Abschlusskonten
	80		Frei
	81		Frei
	82		Frei
	83		Frei
	84		Frei
	85		Eröffnungs- und Abschlusskonten
	86		Abgrenzung der Erträge, die nicht in die Kostenrechnung eingehen
	87		Abgrenzung der Aufwendungen, die nicht in die Kostenrechnung eingehen
	88		Kalkulatorische Kosten
	89		Frei

14.3 Anwendung und Befreiung

Nach § 1 Abs. 1 PBV haben alle Pflegeeinrichtungen, unabhängig von der Rechtsform und von der Tatsache, dass sie Kaufmann im Sinne des HGB sind, ihre Bücher nach dieser Verordnung zu führen. Andere Vorschriften der Rechnungs-, Buchführungs- und Aufzeichnungspflicht bleiben unberührt. In Verbindung mit den §§ 3 und 4 der PBV gelten somit die Vorschriften des HGB, die zusätzlich durch die branchenspezifischen Bestimmungen der PBV erweitert werden.

In Abs. 2 sind die Pflegeeinrichtungen genannt, die unter die PBV fallen.

Demnach sind Pflegeeinrichtungen:
- ambulante Einrichtungen (Pflegedienste)
- stationäre Einrichtungen (Pflegeheime)

Nach § 71 SGB XI sind Pflegeeinrichtungen sowohl in ambulanter (Pflegedienste) als auch in stationärer Form (Pflegeheime, Altenheime) definiert. Es erfolgt in dieser Vorschrift auch die gegenseitige Abgrenzung.

Ein Pflegedienst ist eine auf Dauer angelegte organisatorische Zusammenfassung von Personen und Sachmitteln, die in der Lage ist, eine ausreichende, gleichmäßige und konstante pflegerische Versorgung eines wechselnden Kreises von Pflegebedürftigen in ihrem Einzugsgebiet zu gewährleisten.

In Abhängigkeit des Personenkreises der zu Pflegenden ist eine Versorgung rund um die Uhr sicherzustellen. Bei Schwerstpflegebedürftigen ist das in der Regel der Fall. Bei Pflegebedürftigen, die in die Pflegestufe I bzw. II fallen, genügt in der Regel eine Vereinbarung des Betreuungsumfangs am Tag.

Der Begriff Pflegedienst wurde bewusst großzügig gefasst. Es sollen nicht nur die Sozialstationen in frei gemeinnütziger und kommunaler Trägerschaft, sondern auch die privaten Pflegedienste darunter fallen.

Die Pflegedienste müssen in der Lage sein, die Pflegebedürftigen in ihrer Wohnung zu pflegen und hauswirtschaftlich zu versorgen. Ein Reinigungsunternehmen oder ein Essensdienst auf Rädern ist kein Pflegedienst. Eine Wohnung im Sinne des § 71 Abs. 1 SGB XI kann auch ein Altenwohnheim nach § 1 Abs. 1 HeimG sein, in dem ambulant Pflegebedürftige nicht nur vorübergehend untergebracht sind.

Die Anerkennung als Pflegedienst ist nicht ausgeschlossen, wenn die Einrichtung neben der ambulanten Pflege auch andere Dienste anbietet (z. B. häusliche Krankenpflege). Pflegedienste können auch Sozialstationen oder sonstige Pflegedienste sein, die durch Altenheime, Krankenhäuser und Vorsorge- oder Rehabilitationseinrichtungen vorgehalten werden. Bedingung hierfür ist jedoch, dass der Pflegedienst innerhalb des Leistungsverbundes organisatorisch und wirtschaftlich selbstständig geführt wird, damit die unterschiedlichen Aufgaben- und Finanzierungsveranwortlichkeiten nicht miteinander vermengt werden.

Die Einrichtung muss die Pflege unter ständiger Verantwortung einer ausgebildeten Pflegekraft durchführen, um die nach dem Gesetz gebotene Qualität der Pflege zu gewährleisten. Da im Gesetz nicht geregelt ist, welche Ausbildung die Pflegekraft absolviert haben muss, kommen als verantwortliche Pflegekraft in Betracht: Altenpflegerinnen, Gesundheits- und Krankenpflegerinnen, Kinderkrankenpfleger, aber auch Heilerziehungspfleger oder Sonderpädagoginnen.

Pflegeheime sind sowohl voll- als auch teilstationäre Einrichtungen (Tagespflege). Der Pflegebedürftige wird im Unterschied zur ambulanten Pflege aus seiner häuslichen Umgebung herausgelöst; das gilt auch bei teilstationären Pflegeheimen. In vollstationären Pflegeheimen werden die Pflegebedürftigen Tag und Nacht versorgt.

Dabei kommt es nicht darauf an, ob der Pflegebedürftige nur vorübergehend aufgenommen wird. D. h. auch Einrichtungen, die Kurzzeitpflege oder Urlaubspflege anbieten, können vollstationäre Pflegeheime sein, wenn sie Pflegeleistungen rund um die Uhr bereitstellen.

Bei teilstationären Einrichtungen werden die Pflegebedürftigen nur für einen Teil des Tages aufgenommen und gepflegt. Es handelt sich dann um sog. Tagesstätten oder Nachtpflegeheime.

Bei allen Arten von Pflegeheimen handelt es sich um selbstständig wirtschaftliche Einrichtungen. Auch Pflegeabteilungen in Altenwohnheimen oder an Krankenhäusern sowie Vorsorge- und Rehabilitationseinrichtungen können Pflegeheime sein, wenn der Träger sie als wirtschaftlich und organisatorisch selbstständige Einheiten führt. Damit soll die Sicherstellung der differenzierten Finanzverantwortlichkeiten gewährleistet sein.

Auch die Pflegeheime müssen sicherstellen, dass sie ihre Pflegeleistungen unter ständiger Verantwortung einer ausgebildeten Pflegefachkraft erbringen. Für die Heimleitung gelten die Mindestanforderungen nach § 2 HeimPersV.

Unter Kurzzeitpflege versteht man einen zeitweisen stationären Aufenthalt in einem Pflegeheim. Dies soll der Sicherstellung der häuslichen Pflege und der Entlastung von pflegenden Angehörigen dienen.

14.4 Was ist ein Versorgungsvertrag?

Jede Pflegeeinrichtung im Sinne des § 71 SGB XI, die Versicherte der sozialen Pflegeversicherung versorgen will, benötigt hierzu einen Versorgungsvertrag gemäß § 72 Abs. 1. S. 1 SGB XI. Grundsätzlich ist in jedem Versorgungsvertrag eine Vereinbarung über die für die Versorgung notwendigen räumlichen, personellen und sachlich-technischen Ausstattungen des Pflegedienstes oder des Pflegeheimes getroffen. Dies entfällt, wenn nach Maßgabe des § 75 SGB XI für alle zugelassenen Pflegeeinrichtungen verbindliche Rahmenverträge mit entsprechenden Regelungen getroffen worden sind.

Inhalt des Versorgungsvertrages:

- Festlegung, ob ambulante oder stationäre Pflege zur Verfügung gestellt wird.
- Bei stationärer Pflege muss definiert sein, ob voll- oder teilstationär, ob nur Langzeitpflege oder evtl. auch eingestreute Kurzzeitpflege.
- Die Stufen der Pflegebedürftigkeit des zu betreuenden Personenkreises.
- Anzahl der Pflegebetten und Betreuungsumfang.Vertragsparteien des Versorgungsvertrages:
- Leistungserbringer sind die Träger der Pflegedienste bzw. Pflegeheime.
- Die Pflegeversicherung als Kostenträger der Versicherten wird von den Landesverbänden der Pflegekassen vertreten.

Nur wenn dieser Versorgungsvertrag zustandegekommen ist, gilt die Pflegeeinrichtung als zugelassen. Damit erhält sie das Recht und die Pflicht, die Versicherten aller Pflegekassen zu versorgen. Der Pflegeeinrichtung verbleibt aber trotzdem eine Auswahlbefugnis hinsichtlich der Person des Pflegebedürftigen.

14.5 Wer ist von den Vorschriften der PBV befreit?

§ 9 Abs. 1 PBV regelt die Befreiungsvorschriften.

Danach müssen
- Pflegedienste mit bis zu sechs Vollzeitkräften (Teilzeitkräfte sind auf Vollzeitkräfte umzurechnen),
- teilstationäre Pflegeeinrichtungen und Einrichtungen der Kurzzeitpflege mit bis zu acht Pflegeplätzen,
- vollstationäre Pflegeeinrichtungen mit bis zu 20 Pflegeplätzen

die Vorschriften der PBV nicht anwenden, es sei denn, die Umsätze der Pflegeeinrichtungen überschreiten bestimmte Grenzen bei Erfüllung des Versorgungsauftrages. Bei Pflegeheimen darf der Umsatz aus dem vorangegangenen Geschäftsjahr 500.000 € und bei Pflegediensten 250.000 € nicht übersteigen.

Auf Antrag können gemäß § 9 Abs. 2 PBV von den Vorschriften dieser Verordnung befreit werden:
- Pflegedienste mit sieben bis zu zehn Vollzeitpflegekräften (Teilzeitkräfte sind auf Vollzeitkräfte umzurechnen),
- teilstationäre Pflegeeinrichtungen und Einrichtungen der Kurzzeitpflege mit neun bis 15 Pflegeplätzen,
- vollstationäre Pflegeeinrichtungen mit 21 bis 30 Pflegeplätzen.

Der Antrag hierfür ist vom Träger der Pflegeeinrichtung zu stellen. Die Entscheidung hierüber treffen die Landesverbände der Pflegekassen im Einvernehmen mit der zuständigen Landesbehörde (in der Regel das Sozialministerium des Landes) nach pflichtgemäßem Ermessen.

Maßstab hierfür soll die Abwägung bei der Aufwendung entstehender Kosten mit dem daraus resultierenden Nutzen sein oder ob sich die Anforderungen des § 7 PBV (Kosten- und Leistungsrechnung zur betriebsinternen Steuerung und Beurteilung der Wirtschaftlichkeit und Leistungsfähigkeit) auch anders verwirklichen lassen.

Die Aufwendung darf nicht überzogene Kosten hervorrufen, wenn sich eine kleinere Pflegeeinrichtung dazu entschließt, nach der PBV zu buchen. Deshalb können bestimmte kleinere Einrichtungen einen Antrag stellen, nicht nach der PBV buchen zu müssen.

Pflegeeinrichtungen, die nach § 9 Abs. 1 oder 2 PBV befreit sein, müssen eine sog. vereinfachte Einnahmen- und Ausgabenrechnung führen, die den Grundsätzen ordnungsmäßiger Buchführung entspricht. Als Mindestanforderungen gelten die in § 259 Abs. 1 BGB aufgeführten Rechenschaftspflichten, wonach eine geordnete Zusammenstellung der Einnahmen und Ausgaben als Rechnung zu erfolgen hat. Außerdem sind Belege vorzulegen, soweit Belege erteilt zu werden pflegen. Die Auskunfts- und Nachweispflichten der Pflegeeinrichtungen des siebten und achten Kapitels SGB XI bleiben unberührt.

Auch bei kleinen Pflegeeinrichtungen stellt sich mithin die Frage, ob eine Beurteilung der Wirtschaftlichkeit und die betriebsinterne Steuerung unter Verzicht eines geordneten Rechnungswesens durchzuführen ist. Auch aus Gründen einer besseren Verhandlungs- und Argumentationsgrundlage beim Pflegesatzverfahren nach § 85 SGB XI sollte darauf nicht verzichtet werden.

14.6 Geschäftsjahr

Nach § 2 der PBV ist das Geschäftsjahr das Kalenderjahr. Bei bisher abweichendem Geschäftsjahr ist ein sog. Rumpfwirtschaftsjahr zu bilden, das am 31. Dezember endet und die Dauer von 12 Monaten nicht überschreiten soll.

Hierdurch soll erreicht werden, dass sich externe Einflussfaktoren, wie z. B. die Tarifabschlüsse bei den Personalkosten, bei allen Pflegeeinrichtungen zur gleichen Zeit auswirken. Somit wird eine Vergleichbarkeit der Pflegeeinrichtungen untereinander gewährleistet.

14.7 Inkrafttreten und Übergangsvorschriften

Gemäß § 11 Abs. 1 ist die PBV seit 1. Januar 1996 in Kraft.

15 Buchführungssysteme

Die quantitative Erfassung und Verarbeitung der betrieblichen Wirtschaftsprozesse lässt sich – sofern sie primär den Außenbereich und den Betrieb in seiner Gesamtheit tangieren – nach unterschiedlichen methodischen Verrechnungsansätzen durchführen; entsprechend ist zwischen bestimmten Buchhaltungssystemen zu differenzieren:

1. kaufmännische Buchführung in der einfachen und doppelten Version und der
2. kameralistischen Buchführung, ebenfalls untergliedert in diverse, historisch gewachsene Verfahrensvarianten

15.1 Die kaufmännische Buchführung

Seit jeher spielt die kaufmännische Buchführung eine zentrale Rolle als monetäres Erfolgsermittlungsinstrument der erwerbsorientierten Privatwirtschaft.

15.1.1 Einfache Buchführung

Charakteristisch für die einfache Buchführung ist es, dass die während einer Rechnungsperiode anfallenden wirtschaftlichen Vorkommnisse chronologisch wie sachlich nur einmal auf Bestandskonten aufgezeichnet werden. Gegenbuchungen auf einem zweiten Konto und Erfolgskonten (Aufwands- und Ertragskonten), wie sie die doppelte Buchführung kennt, sind dem vorliegenden Verrechnungssystem fremd.

Um dennoch den Erfolg (= Ergebnis) eines Geschäftsjahres ermitteln zu können, findet über eine Distanzrechnung ein sog. Vermögensvergleich statt: Das Rein- oder Nettovermögen (entspricht ziffernmäßig dem Differenzbetrag zwischen Bruttovermögen und Fremdkapital/Darlehensschuld und stimmt formal mit dem Eigenkapital/der Beteiligungsschuld überein) wird am Ende der Rechnungsperiode den entsprechenden Nettovermögenswerten zu Beginn derselben Rechnungsperiode gegenübergestellt sowie bereinigt um die in diesem Zeitraum eingetretenen Eigenkapitalveränderungen infolge von Einlagen und/oder Entnahmen durch die Anteilseigner.

Zusammenfassung

- Alle Geschäftsvorfälle werden nur in zeitlicher Ordnung dargestellt.
- Zahlungsvorgänge werden lediglich erfasst.
- Der Gewinn wird nur auf einfache Weise ermittelt.
- Es gibt keine entgegengesetzte Doppelbuchung.

Beispiel:
Geschäftsmann Mustermann legt sich eine Jahrestabelle zur Erfassung seiner Ein- und Ausgaben an.

Tabelle 5: Einnahmen und Ausgaben

Einnahmen	
Datum	Geschäftsvorfall
15.01.	Rechnung an Kunde A
30.01.	Rechnung an Kunde B
05.02.	Rechnung an Kunde A
10.02.	Rechnung an Kunde C
28.02.	Rechnung an Kunde B
Usw.	

Diese Aufstellung wird während des ganzen Jahres geführt und am Jahresende alle Umsätze addiert.

Ausgaben	
Datum	Geschäftsvorfall
13.01	Rechnung über Büromaterial
30.01.	Rechnung Telefongebühren
03.02	Rechnung Computerkosten
13.02	Rechnung Demomaterial
27.02.	Rechnung Neuanschaffung Drucker
Usw.	

Diese Aufstellung wird während des ganzen Jahres geführt und am Jahresende alle Ausgaben addiert.

> Am 31.12. eines jeden Jahres werden dann die Einnahmen den Ausgaben gegenübergestellt und somit ermittelt ob der Geschäftsmann Gewinn (Einnahmen sind höher) oder Verlust (Ausgaben sind höher) erwirtschaftet hat.

15.1.2 Die doppelte Buchführung

Der Geschlossenheit und Vollständigkeit wegen seien bereits an dieser Stelle einige typische Wesensmerkmale der doppelten Buchführung erläutert: (identische Begriffe: Doppik, doppische Buchführung)

> Das charakteristische Grundprinzip der doppelten Buchführung besteht darin, dass jeder in Zahlenwerten ausweisbare Vorgang wirtschaftlich relevanter Art (Geschäftsvorfall) stets mindestens auf zwei verschiedenen Konten chronologisch und systematisch erfasst wird, und zwar angefangen von der Gründung des Betriebes bis hin zu seiner Liquidation.

Als ökonomisch bedeutsam gelten all jene Transaktionen, die eine Änderung in der Höhe und/oder in der Zusammensetzung von Vermögen und Kapital auslösen.

Damit dient die doppelte Buchführung der Ermittlung der Vermögens- und Kapitallage zu bestimmten Zeitpunkten und der Feststellung des erzielten Erfolges für bestimmte Zeiträume.

Beide Wertgrößen, Vermögen wie Kapital, sind zeitpunktbezogene Bestandsziffern. Von der Begriffsseite her gesehen kann man unter »Vermögen« die Summe aller im Betrieb konkret eingesetzten Wirtschaftsgüter und Geldmittel verstehen; unter dem Begriff »Kapital« die Gesamtheit aller Schulden des Betriebes gegenüber seinen Beteiligten und Gläubigern.

Grundlage für die doppelte Buchhaltung (und unmittelbarer Ausgangspunkt für die Bilanz) ist das Inventar (vgl. § 240 I HGB). Dieses Bestandsverzeichnis fasst in detaillierter Form sämtliche Vermögens- und Schuldenwerte an einem Stichtag zusammen; seine Erstellung basiert auf der Inventur als dem zugehörigen Tätigkeitsvorgang (körperliche Bestandsaufnahme).

Da jeder buchungsfähige Geschäftsvorfall immer wenigstens zwei Konten berührt, führt jede Buchung innerhalb eines geschlossenen Kontenwerks zumindest zu zwei Kontenbewegungen.

Im einfachsten Fall wird so ein Konto im Soll belastet, ein Gegenkonto im Haben erkannt. (Die Vorgänge des Belastens und Erkennens beruhen terminologisch auf althergebrachtem Sprachgebrauch. In ihrer Wirkung sind sie unterschiedlich, je nachdem, welche Konten konkret davon betroffen sind).

Die doppelte Buchführung kennt also außer den Bestandskonten auch eigenständige Erfolgskonten: Damit eröffnet sich die Möglichkeit, den Periodenerfolg doppelt, d.h. in zweifacher summenidentischer Form zu ermitteln und darzustellen (Gleichheit der vermögens- und ertragsmäßig errechneten Periodenerfolgs). Weitestgehende Verbreitung hat diese »Doppik« vor allem in mittleren und großen Unternehmen der erwerbsorientierten Privatwirtschaft gefunden (vgl. Schmidt 2001).

Zusammenfassung

- Darstellung aller Geschäftsvorfälle in zeitlicher und sachlicher Ordnung mit den Auswirkungen auf das Betriebsvermögen.
- Buchung auf jeweils zwei Konten (Soll und Haben).
- Darstellung der Zahlungs- und Leistungsvorgänge unter Verwendung von Bestands- und Erfolgskonten.
- Möglichkeit der doppelten Gewinnermittlung.

Die Pflegebuchführungsverordnung schreibt die doppelte Buchführung vor.

15.1.3 Aufgaben der doppelten Buchführung

- Ermittlung des Vermögens und der Schulden eines Betriebes.
- Lückenlose und planmäßige Aufzeichnung aller Veränderungen der Vermögens- und Schuldposten.
- Ermittlung des Erfolges, also des Gewinns oder Verlustes.
- Bereitstellung von Zahlen für die anderen Bereiche des Rechnungswesens wie der Kostenrechnung.
- Grundlage für die Berechnung der Steuern.
- Beweismittel bei Rechtsstreitigkeiten.

15.1.4 Grundsätze ordnungsgemäßer Buchführung

Die Buchführung muss so beschaffen sein, dass sie einem sachverständigen Dritten innerhalb angemessener Zeit einen Überblick über die Geschäftsvorfälle und über die Lage des Unternehmens vermitteln kann (§ 238 HGB). Sie muss also den sog. »Grundsätzen ordnungsgemäßer Buchführung« (GoB) entsprechen.

Die wichtigsten Grundsätze ordnungsgemäßer Buchführung

- Die Buchführung muss übersichtlich und deutlich sein.
- Die Geschäftsvorfälle müssen vollständig, in sachlicher und zeitlicher Ordnung und fortlaufend gebucht werden.
- Für jede Buchung muss ein Beleg vorhanden sein, anhand dessen die Buchung jederzeit überprüft werden kann. Die Belege müssen nummeriert und geordnet aufbewahrt werden.
- Die Buchführungsunterlagen müssen entsprechend den gesetzlichen Vorgaben geordnet und aufbewahrt werden.

15.1.5 Die kameralistische Buchführung

Die kameralistische Buchführung – allgemein und vereinfachend auch Kameralistik genannt – dominiert traditionell als eigener Rechnungsstil den öffentlichen, namentlich den hoheitlichen, an Haushaltspläne gebundenen Verwaltungsbereich. Für die spezifischen Rechnungsbedürfnisse der kaufmännischen Erwerbswirtschaft ist der Kameralstil (als Sammelbezeichnung verschiedenster derartiger Ausprägungsformen) wegen seiner besonderen finanzwirtschaftlichen Zielsetzung faktisch bedeutungslos (vgl. Schmidt 2001).

16 Die Bilanz

Die Bilanz wird auf der Grundlage des Inventars aufgestellt. Sie ist eine gedrängte Gegenüberstellung der Vermögensteile und Schulden. In der Bilanz wird der Inhalt des Inventars unter Verzicht auf Einzelangaben über die Mengen und unter Zusammenfassung zu größeren Gruppen dargestellt.

Unter »Vermögen« versteht man alle Sachgüter und Rechte, über die der Rechtsträger (Unternehmer) als Eigentümer verfügt. Dies findet man auf der linken Seite der Bilanz (Aktiva): Es zeigt die im Betrieb arbeitenden Wirtschaftsgüter (Verwendung der Mittel). Das Gesamtkapital (Passiva), also die rechte Seite der Bilanz, zeigt, wer die Anschaffung der positiven Wirtschaftsgüter erforderlichen (passiven) Mittel zur Verfügung gestellt hat, d. h. Kapitalgeber (Herkunft der Mittel). Unter Fremdkapital versteht man die Schulden der Einrichtung (Unternehmung). Das Eigenkapital (als Saldogröße) ist die Differenz zwischen Vermögen und Schulden (vgl. Schmidt 2001).

> Eigen- und Fremdkapital bilden das Gesamtkapital. Sie stellen die aufgebrachten Mittel dar. Das Vermögen zeigt die Verwendung dieser Mittel auf.

Aus dem Wort Bilanz (aus dem Italienischen »bilancia« = Waage) geht hervor, dass die beiden Seiten der Bilanz sich die Waage halten, d. h. gleich groß sind. Einen Posten aktivieren heißt, ihn auf die Aktivseite, einen Posten passivieren heißt, ihn auf die Passivseite zu setzen.

Grundsätzlich gibt es keine spezielle Gliederungsvorschrift der Bilanz (Ausnahmen; Kapitalgesellschaften). Es wird empfohlen, folgendes Schema anzuwenden (siehe Tabelle 6).

Tabelle 6: Schema einer Bilanz.

Aktivseite	Passivseite
A Anlagevermögen I Immaterielle Vermögensgegenstände II Sachanlagen III Finanzanlagen	A Eigenkapital
B Umlaufvermögen I Vorräte II Forderungen und sonstige Vermögensgegenstände III Wertpapiere IV Flüssige Mittel	B Sonderposten mit Rückstellungen C Rückstellungen D Verbindlichkeiten
C Rechnungsabgrenzungsposten	E Rechnungsabgrenzungsposten

Die Aktivseite der Bilanz ist so gegliedert, dass zunächst das als Anlagevermögen dem Betrieb dauernd dienende Vermögen erfasst wird und zuletzt das leicht verwertbare Umlaufvermögen (Ordnung nach dem Prinzip steigender Liquidität).

Auf der Passivseite erscheint zuerst das Eigenkapital, dann folgen die langfristigen Verbindlichkeiten und zuletzt die kurzfristigen Schulden (Ordnung nach dem Prinzip steigender Dringlichkeit).

Gesamtwert Vermögen auf Aktivaseite
Gesamtwert Kapital auf Passivaseite

16.1 Änderung der Bilanz durch Geschäftsvorfälle

Vorgänge zwischen Betrieb und der Umwelt werden als Geschäftsvorfälle bezeichnet. Betriebsvermögensumschichtungen sind Geschäftsvorfälle, die nur die Zusammensetzung des Betriebsvermögens verändern. Die Höhe des Eigenkapitals bleibt unberührt. Betriebsvermögensänderungen verändern das Betriebsvermögen (Eigenkapital).

16.1.1 Betriebsvermögensumschichtungen

16.1.1.1 Der sogenannte »Aktivtausch«

Hier werden mindestens zwei Bilanzposten der Aktivseite verändert, sodass sich lediglich die Vermögensstruktur ändert, d. h. das Vermögen wird in seiner Zusammensetzung umgeschichtet, die Bilanzsumme und das Kapital bleiben gleich.

Beispiele:

- Ein Bewohner/Klient bezahlt seinen Eigenanteil bar.
- Sie kaufen Anlagevermögen gegen Banküberweisung.

16.1.1.2 Der sogenannte »Passivtausch«

Hier werden mindestens zwei Positionen der Passivaseite verändert. Es wird nur das Fremdkapital in seiner Zusammensetzung geändert, die Bilanzsumme und das Eigenkapital bleiben gleich.

Beispiele:

- Sie zahlen eine Lieferantenrechnung mit einem Schuldwechsel.
- Umwandlung einer Lieferantenverbindlichkeit in eine Darlehensschuld.

16.1.1.3 Der sogenannte »Aktiv-Passiv-Tausch«

Hier handelt es sich um eine Bilanzverlängerung (Erhöhung der Aktiva und Passiva). Es werden mindestens ein Aktiv- und ein Passivposten der Höhe nach verändert. Das Eigenkapital verändert sich dadurch nicht.

Beispiele:

- Es werden Vorräte auf Ziel gekauft.
- Sie tätigen eine Barabhebung bei der Bank (bei Bankschuld).

Hier erhöht sich ein Aktivposten um den gleichen Betrag wie ein Passivposten. Die Bilanzsumme wird dadurch höher. Es können durchaus auch mehrere Positionen einer Bilanzsumme betroffen sein.

Bei der Bilanzverkürzung (Minderung der Aktiva und Passiva) verändern sich Bilanzposten beider Seiten der Höhe nach. Das Eigenkapital bleibt jedoch unverändert.

Beispiel:

- Sie tilgen eine Lieferantenschuld per Überweisung.
- Durch erhöhten Kassenbestand tilgen Sie eine Darlehensschuld durch Bareinlage (vgl. Bernegau 1998).

16.2 Grundsätze einer ordnungsgemäßen Bilanzierung

Zu den Grundsätzen einer ordnungsgemäßen Bilanzierung gehören die folgenden Gegebenheiten:

- Bilanzklarheit (äußeres Erscheinungsbild und Gliederung)
- Bilanzwahrheit (Vollständigkeit und Richtigkeit, Beachtung von Bewertungsvorschriften)
- Bilanzkontinuität (gewählte Gliederung und Benennung der Bilanzposten nicht willkürlich ändern)
- Bilanzidentität (Eröffnungsbilanz stimmt mit der Schlussbilanz der vorhergehenden Rechnungsperiode überein)

17 Inventur und Inventar

Die Inventur ist eine körperliche Bestandsaufnahme (Zählen, Messen, Wiegen) aller Vermögensgegenstände und Schulden zu einem bestimmten Zeitpunkt (in der Regel zum 31. Dezember); unkörperliche Vermögensteile wie Forderungen und Schulden ergeben sich aus Belegen, Kontoauszügen, Saldenbestätigungen und Buchungen.

Auch unfertige Arbeiten müssen aufgenommen werden, z. B. Bauwesen und Halbfertigerzeugnisse.

Das Inventar ist ein schriftliches Verzeichnis der Inventur. Es besteht aus den drei Teilen:
1. Vermögen
2. Schulden
3. Eigenkapital

Anforderungen an das Inventar:
- Menge (Maß, Zahl, Gewicht),
- eine auch für den nicht im Betrieb tätigen Fachmann verständliche Bezeichnung der Vorräte (Art, Artikel-Nr., Größe),
- Wert der Maßeinheit (KG, L, T, Stück),
- Wert der jeweiligen Vorräte (Gesamtwert unter Berücksichtigung der Menge),
- Summe des Wertes des gesamten Bestands der Vorräte.

Das HGB sieht folgende Inventurerleichterungen vor:
- Zeitnahe Inventur
- Stichprobeninventur
- Permanente Inventur
- Zeitliche verlegte Inventur
- Gruppenbewertung
- Festbewertung

17.1 Zeitnahe Inventur

Nach § 240 Abs. 2 HGB haben Kaufleute am Schluss eines jeden Geschäftsjahres ein Inventar zu erstellen. Die Inventur für den Bilanzstichtag braucht nicht am Bilanzstichtag aufgenommen zu werden. Sie muss aber zeitnah (i. d. R. bis zu 10 Tagen vor oder nach dem Stichtag) durchgeführt werden.

17.2 Stichprobeninventur

Nach § 241 Abs. 1 HGB dürfen bei der Ermittlung des Bestandes der Vermögensgegenstände nach Art, Menge und Wert mathematisch-statistische Methoden zu Hilfe genommen werden. Dies erfolgt aufgrund von Stichproben (z. B. bei vielen Kleinteilen).

17.3 Permanente Inventur

Nach § 241 Abs. 2 HGB wird der Bestand für den Stichtag nach Art und Menge anhand von Lagerbüchern (-karteien) festgestellt. Einmal im Jahr ist aber mit einer körperlichen Bestandsaufnahme zu überprüfen, ob die buchungsmäßigen Bestände mit den tatsächlichen Beständen übereinstimmen. Die körperliche Bestandsaufnahme erfolgt zu einem anderen Zeitpunkt als am Bilanzstichtag.

17.4 Zeitlich verlegte Inventur

Nach § 241 Abs. 3 HGB kann die jährliche körperliche Bestandsaufnahme ganz oder teilweise innerhalb der letzten drei Monate vor oder der ersten zwei Monate nach dem Bilanzstichtag durchgeführt werden. Der sich ergebende Gesamtwert ist wertmäßig auf den Stichtag fortzuschreiben.

17.5 Gruppenbewertung

Nach § 240 Abs. 2 HGB ist es zulässig, gleichartige Vermögensgegenstände des Vorratsvermögens sowie andere gleichartige oder annähernd gleichwertige bewegliche Vermögensgegenstände jeweils zu einer Gruppe zusammenzufassen und mit dem gewogenen Durchschnittswert anzusetzen.

17.6 Festbewertung

Wertgegenstände des Sachanlagenvermögens sowie Roh-, Hilfs- und Betriebsstoffe können mit einem Festwert angesetzt werden, wenn sie regelmäßig ersetzt werde, ihr Gesamtwert für das Unternehmen von nachrangiger Bedeutung ist und ihr Bestand in seiner Größe, seinem Wert und seiner Zusammensetzung nur geringen Veränderungen unterliegt.

18 Externes Rechnungswesen

Das externe Rechnungswesen hat die Erstellung des Jahresabschlusses zum Inhalt. Ihre wesentlichen Elemente sind die Bilanz und die GuV (Gewinn- und Verlustrechnung). Die Bilanz ermöglicht es, durch Saldo der Aktiv- und Passiv-Seite den Unternehmenserfolg festzustellen.

18.1 Jahresabschluss

Der Jahresabschluss ist das Abschließen der wirtschaftlichen Tätigkeit eines Betriebes nach Ablauf eines Geschäftsjahres durch die Aufstellung von zwei Zahlenwerken (Bilanz und GuV). Das erste Zahlenwerk ist die Gewinn- und Verlustrechnung, die aufzeigt, ob der Betrieb ärmer oder reicher geworden ist. Das zweite Zahlenwerk ist die Bilanz, die eine Aufstellung über die Struktur des Vermögens des Betriebes zeigt.

18.2 Buchhaltung

Die Buchhaltung ist die zahlenmäßige Zusammenfassung von geschäftlichen Vorfällen, die sich im Betrieb ereignen. Aufwands- und Ertragskonten werden über die GuV abgeschlossen.

18.3 Fragen an die Bilanz

Die Gewinn- und Verlustrechnung hat also ihren wichtigen Zweck erfüllt und ausgesagt, ob der Pflegedienst insgesamt im vergangenen Geschäftsjahr reicher oder ärmer geworden ist. Genauso wichtig ist es jedoch, nun zu betrachten, wie sich die Struktur des in der Vergangenheit erwirtschafteten Vermögens nach Ablauf des Geschäftsjahres darstellt.

Hat der dargestellte Gewinn die Pflegeeinrichtung nur ganz knapp vor dem Bankrott gerettet oder wurde einem ohnehin schon großem Vermögen noch ein Gewinn hinzugefügt? Nach Ablauf des Geschäftsjahres muss der Betrieb feststellen, ob er ärmer oder reicher geworden ist, und er muss sein Vermögen in seiner Struktur darstellen. Es gibt Aufwandskonten mit Ereignissen, die den Betrieb ärmer machen, und Ertragskonten mit Ereignissen, die den

Betrieb reicher machen. In der Gewinn- und Verlustrechnung werden die Salden der verschiedenen Aufwands- und Ertragskonten dargestellt.

Die Gewinn- und Verlustrechnung ist eine Zeitraumrechnung (1. Januar bis 31. Dezember), mit der alle ökonomischen Vorgänge dargestellt werden. Dies erfolgt durch eine Gegenüberstellung der Aufwendungen und Erträge. Die Gewinn- und Verlustrechnung eröffnet die Möglichkeit, die Quellen des (Miss-) Erfolges nachzuweisen.

Beide Rechnungen sind vergangenheitsorientiert und ergeben sich aus den Daten der Finanzbuchhaltung.

Zusammenfassung

- Nach Ablauf eines Geschäftsjahres muss der Unternehmer sein Unternehmen in seiner Struktur darstellen. Er stellt nach Abschluss der GuV und der Bilanz fest, ob er ärmer oder reicher geworden ist.
- Ertragskonten und ihre Ereignisse machen den Betrieb reicher, Aufwandskonten mit ihren Ereignissen machen den Betrieb ärmer.
- Aufwandsbuchungen werden im »Soll« gebucht. Stornierungen und Kürzungen dieser Beträge werden im »Haben« gebucht.
- Ein Saldo wird berechnet, indem von der Summe der Aufwendungen auf der »Sollseite« Stornierungen oder Kürzungen auf der »Habenseite« abgezogen werden.
- Aufwendungen, die durch eine Wertminderung von Vermögensgegenständen entstehen, sind Abschreibungen.
- Eine Abschreibung pro Geschäftsjahr errechnet sich aus dem Kaufpreis inklusive Mehrwertsteuer geteilt durch die Nutzungsdauer
- Ertragsbuchungen werden im »Haben« gebucht. Stornierungen und Kürzungen dieser Beträge werden im »Soll« gebucht.
- In der Gewinn- und Verlustrechnung werden die Salden der verschiedenen Aufwands- und Ertragskonten dargestellt.

19 Internes Rechnungswesen

Ein zentrales Element des internen Rechnungswesens ist die Kosten- und Leistungsrechnung. Für ihre Gestaltung sind die PBV, das Heimgesetz und das Pflegequalitätssicherungsgesetz von Bedeutung.

19.1 Grundlagen

Die Notwendigkeit des Aufbaus einer Kosten- und Leistungsrechnung in stationären Pflegeeinrichtungen lässt sich folgendermaßen verdeutlichen:

- Prospektive Festsetzung der Leistungsentgelte.
- Aufteilung des Pflegesatzes in Teilentgelte für Unterkunft und Verpflegung, Pflege und nicht durch öffentliche Förderung gedeckte Investitionskosten sowie Entgelte für Zusatzleistungen.
- Notwendigkeit stärkerer Kontrolle der Wirtschaftlichkeit der Einrichtung.
- Abgrenzung der pflegebezogenen Betriebszweige der Pflegeeinrichtung (ambulant, vollstationär, teilstationär, Kurzzeitpflege), sofern mehrere Betriebszweige in der Pflegeeinrichtung anfallen.

Das Pflegequalitätssicherungsgesetz enthält Bestimmungen zur Leistungserbringung in stationären Pflegeeinrichtungen. So heißt es in § 75 Abs. 2 zu den Rahmenverträgen: »Die Verträge regeln insbesondere:

1. den Inhalt der Pflegeleistungen sowie bei stationärer Pflege die Abgrenzung zwischen den allgemeinen Pflegeleistungen, den Leistungen bei Unterkunft und Verpflegung und den Zusatzleistungen,
2. die allgemeinen Bedingungen der Pflege einschließlich der Kostenübernahme, der Abrechnung der Entgelte und der hierzu erforderlichen Bescheinigungen und Berichte,
3. Maßstäbe und Grundsätze für eine wirtschaftliche und leistungsbezogene, am Versorgungsauftrag orientierte personelle und sächliche Ausstattung der Pflegeeinrichtungen«

Mit diesen Anforderungen aus den gesetzlichen Bestimmungen hat das Pflegeheim eine aussagefähige Kosten- und Leistungsrechnung aufzubauen und weiterzuentwickeln, um diese zwingenden Vorschriften zu erfüllen.

Zugelassene Einrichtungen haben eine Kosten- und Leistungsrechnung zu führen, die eine betriebsinterne Steuerung erlaubt. Um dieses Ziel zu erfüllen, sind die dazu notwendigen Informationen zeitnah zu erfassen, auszuwerten und den Entscheidungsträgern vorzulegen,

Eine Beurteilung der Wirtschaftlichkeit und Leistungsfähigkeit ermöglicht die Erfassung der Leistungen nach Art, Qualität, Anzahl und bildet die Grundlage, um die genannte Beurteilung vornehmen zu können.

Die Kosten- und Leistungsrechnung muss die Ermittlung und Abgrenzung der Kosten der jeweiligen Betriebszweige ermöglichen, dies gilt für mehrgliedrige oder gemischte Einrichtungen nach der PBV

Im Zusammenhang mit dem Abschluss der Pflegesatzvereinbarungen nach § 85 Abs. 3 SGB XI hat das Pflegeheim geeignete Nachweise rechtzeitig vorzulegen.

Mindestanforderungen der Kosten- und Leistungsrechnung

- Kostenstellenbildung
- Nachprüfbare Herleitung der Kosten aus der Buchführung
- Verursachungsgerechte Erfassung der Kosten und Leistungen nach Kostenstellen
- Kostenträgerbildung
- Verursachungsgerechte Erfassung der Kosten und Leistungen nach Kostenträgern
- Verursachungsgerechte Abgrenzung der Kosten und Erträge sowie anteilige Zuordnung bei Einrichtung nach § 4 Abs. 2 oder 3 PBV.

19.2 Leistungsrechnung

Der eigentliche Leistungsanspruch der Pflegebedürftigen für die stationären Pflegeeinrichtungen ist in § 43 SGB XI festgelegt. Danach haben Pflegebedürftige Anspruch auf Pflege in vollstationären Einrichtungen, wenn eine häusliche oder teilstationäre Pflege nicht möglich ist oder wegen der Besonderheit des einzelnen Falles nicht in Betracht kommt. Im Einzelnen wird zwischen folgenden pflegerischen Leistungen unterschieden:

- Allgemeine Pflegeleistungen
- Unterkunft und Verpflegung
- Gesondert berechenbare Investitionsaufwendungen bei nicht vollständiger Förderung durch die Länder

- Besondere Komfortleistungen bei Unterkunft und Verpflegung (z. B. Einzelzimmerzuschlag)
- Zusätzliche pflegerisch-betreuende Leistungen

Diese pflegerischen Leistungen werden direkt am Pflegebedürftigen erbracht. Daneben gibt es noch die bewohnerbezogenen, die organisations- und mitarbeiterbezogenen Leistungen, die zu den indirekten pflegerischen Leistungen zählen.

Zu den nicht-pflegerischen Leistungen werden z. B. die Leistungen der Küche oder der Reinigung gerechnet. Mit diesen Sekundärleistungen für den Pflegebedürftigen soll das einheitliche Ziel der Arbeit in den stationären Pflegeeinrichtungen erreicht werden: das Wohlbefinden und das Wohlfühlen des Pflegebedürftigen im Pflegeheim.

Primärleistung/Ziel im Pflegeheim: → Lebensqualität und Wohlbefinden
Sekundärleistung
→ Tätigwerden von nachfolgenden Tätigkeiten

Direkte Pflegeleistungen:
- Grundpflege
- Behandlungspflege
- Soziale Betreuung
- Zusatzleistungen

Indirekte bewohnerbezogene Pflegeleistungen:
- Dokumentation
- Medikament vorbereiten
- Arzttermine absprechen

Indirekte organisations- und mitarbeiterbezogene Leistungen:
- Dienstplan
- Dienstübergabe
- Fortbildung

Nicht-pflegerische Leistungen:
- Küche
- Reinigung
- Verwaltung

Die Leistungsrechnung ist für die stationäre Pflegeeinrichtung von zentraler Bedeutung.

Hierbei ist folgende Frage zu klären:

Wer erbringt mit welchen Mitteln wo, für wen, wann, welche Leistungen?

Wer erbringt?	→ Die Pflege erbringt Pflegeleistungen → Personalkostenart
Mit welchen Mitteln?	→ Die Sachmittel, die zur Leistungserstellung benötigt werden → Sachkostenart
Wo?	→ Die Leistungsstelle (Wohnbereich) → z. B. Wohnbereich A als eigene Kostenstelle
Für wen?	→ Der Leistungsträger → Bewohner als möglicher Kostenträger
Wann?	→ Zeitpunkt der Leistungserstellung
Welche Leistung?	→ Die Art der Leistung, z. B. eine Mahlzeit (Pflegeleistung) ein Bad (Pflegeleistung) oder eine Theaterbegleitung (Zusatzleistung)

19.3 Kostenrechnung

Die Kostenrechnung gliedert sich nach den Bereichen Kostenartenrechnung, Kostenstellenrechnung, Kostenträgerrechnung

Kostenartenrechnung	→ Welche Kosten sind entstanden?
Kostenstellenrechnung	→ Wo sind die Kosten entstanden?
Kostenträgerrechnung	→ Wofür sind die Kosten entstanden?

Mit der Kostenartenrechnung lassen sich die angefallenen Kosten erfassen. Dabei sind die erfassten (Verbrauchs)-Mengen zu messen und (Güter)-Preise zu bewerten. Diese Erfassung dient daneben der Kontrolle der Kosten im Zeitvergleich sowie der Weiterverwendung der Daten für die Kostenstellen- und Kostenträgerrechnung. Die Daten der Kostenartenrechnung ergeben sich aus der Buchführung, aus der Finanzbuchhaltung, der Materialbuchhaltung sowie der Lohn- und Gehaltsbuchhaltung.

Tabelle 7: Beispiel einer Zeitberechnung für Dienstübergaben (vgl. Zeitschrift Altenheim 04/01).

Dienstübergaben	Teilnehmer	Dauer in Minuten	Gesamtaufwand in Minuten
ND/FD	1 ND 5 FD	15	90
FD/SD	5 FD 3 SD	30	240
SD/ND	3 SD 1 ND	15	60
Gesamt	18 Mitarbeiter		390/Minuten/Tag

390 Minuten pro Tag x 365 Tage = 142.350 Minuten = 2.372,5 Arbeitsstunden im Jahr für Dienstübergaben. Gerechnet auf die Netto-Arbeitszeit (1.545 Stunden im Jahr) ergibt dies 1,54 Vollzeitstellen nur für Dienstübergaben.

Beispiel einer auf 15 Minuten reduzierten Dienstübergabe
Wenn die tägliche Übergabezeit (Mittagszeit) auf 15 Minuten reduziert wird, stehen jede Woche 14 Stunden für Tätigkeiten wie: Pflegeplanung, Dokumentation, Teambesprechungen zur Verfügung.

120 Minuten pro Tag können somit für andere wichtige Tätigkeiten genutzt werden.

ND = Nachtdienst
FD = Frühdienst
SD = Spätdienst

Tabelle 8: Begriffe aus der Kostenrechnung.

Unterscheidungs-merkmal	Einzelne Merkmale/ Umschreibung	Beispiele aus der stationären Pflege
Verrechnungs-bezogene Kosten	Einzelkosten Werden einer Kostenstelle/einem Kostenträger direkt zugeordnet	Bezogen auf Kostenstellen: Zurechnung der Personalkosten einer Pflegestation Bezogen auf Kostenträger Spezielle Verbrauchsmaterialien werden einer speziellen pflegerisch-betreuenden Leistung zugerechnet
	Sondereinzelkosten Werden einem Kostenträger/einer Leistung direkt zugeordnet	Pflegehilfsmittel für einen speziellen Heimbewohner
	Gemeinkosten Sie werden den Kostenträgern mittelbar zugeordnet	Strom, Heizkosten
Auslastungs-bezogene Kosten	Fixe Kosten Sie sind unabhängig vom Auslastungsgrad, von Schwankungen der Auslastung, fest	Miete, Darlehen
	Variable Kosten Sie unterliegen den Auslastungsgraden, den Auslastungsschwankungen	Lebensmittelkosten
Herkunft der Kostengüter	Primäre Kosten Sie entstehen durch den Bezug von Kostengütern am Beschaffungsmarkt. Nur sie gehen in die Kostenartenrechnung ein.	Personalkosten, Kosten für Lebensmittel
	Sekundäre Kosten Sie entstehen durch den Verbrauch innerbetrieblicher Leistungen und selbsterstellter Leistungen	Speisenlieferung von der Küche an die Stationen
Aufbau der Kosten-rechnung	Kostenartenrechnung? Welche Kosten sind entstanden?	Personalkosten, Sachkosten
	Kostenstellenrechnung? Wo sind die Kosten entstanden?	z. B. Abteilungen
	Kostenträgerrechnung? Wer hat die Kosten verursacht?	z. B. Bewohner

►

Unterscheidungs-merkmal	Einzelne Merkmale/ Umschreibung	Beispiele aus der stationären Pflege
Systeme der Kostenrechnung	Istkostenrechnung Am Ende werden die Kosten ermittelt	z. B. Jahresergebnis für das abgelaufene Geschäftsjahr
	Normalkostenrechnung Durchschnittswerte der Vergangenheit bilden die Grundlagen für die Ermittlung der »Normalkosten«	
	Plankostenrechnung Basis für die Kostenermittlung sind zukünftige Planungsphasen. Ausgangspunkt ist die Leistungsplanung. Die Mengen (Leistungen) werden mit den voraussichtlichen Preisen bewertet	z. B. für Pflegesatzverhandlung

19.3.1 Unterscheidungsmerkmale der Kosten

Die Unterscheidung der Kosten im Hinblick auf ihre Zurechenbarkeit auf die Produkte ermöglicht eine Differenzierung in Einzelkosten und Gemeinkosten:

- **Einzelkosten** können direkt dem Kostenträger zugerechnet werden.
- Gemeinkosten werden über Schlüssel verteilt.
- **Fixe Kosten** werden mit immer gleichbleibenden Kosten definiert (z. B. Miete oder Darlehenszinsen für eine stationäre Einrichtung)
- **Variable Kosten** verändern sich bei Auslastungsschwankungen (z. B. Aufwendungen für Lebensmittel)
- Die **Kostenstellenrechnung** hat zunächst die Aufgaben, die Einzel- und Gemeinkosten zutreffend und sachgemäß zu verteilen. Daneben ist sie eine Grundlage, um bestimmte organisatorische Aufgaben sowie Führungsaufgaben zu erfüllen.

In der PBV wird vorgeschrieben, dass Kostenstellen zu bilden sind. Kostenstellen tragen mit dazu bei, dass in den stationären Pflegeeinrichtungen Verantwortungsbereiche geschaffen werden, die dem Management eine bessere betriebsinterne Steuerung ermöglichen.

> Die Ausgangsfrage für die Kostenstellenrechnung lautet:
> Wo sind die Kosten entstanden?

Folgende Kriterien können bei der Bildung von Kostenstellen berücksichtigt werden:

- nach dem Ort:
- räumlich abgegrenzter Bereich z. B. Küche oder Pflegestation.
- nach Funktionsbereichen:
- Zusammenfassung nach Tätigkeiten, z. B. Hauswirtschaftsbereich, Verwaltungsbereich.
- nach Verantwortungsbereichen:
- für eine Kostenstelle gibt es einen Kostenstellenverantwortlichen

Bei der Bildung von **Kostenstellen** ist zu beachten, dass sie eindeutig voneinander abgegrenzt werden und dabei der Grundsatz der Wirtschaftlichkeit und Übersichtlichkeit beachtet wird, d. h. der Kostenstellenplan darf nicht zu viele Kostenstellen aufweisen. Die durch die Kostenstellen gewonnenen Informationen müssen in einem angemessenen Verhältnis zu dem verwaltungstechnischen Aufwand stehen, der durch die Erfassung entsteht. Daneben sollten die Kostenstellen eine Abgrenzung der verschiedenen Verantwortungsbereiche ermöglichen.

Nachdem die Kosten erfasst wurden, sind sie zu verteilen. Dabei ist das Kostenverursachungsprinzip zu beachten. Kosten müssen den Kostenstellen zugewiesen sind, an denen sie auch entstanden sind.

Tabelle 9: Schlüssel zur Verteilung der Kosten.

Kostenstelle	Umschlagschlüssel
Gebäude (AfA)	Quadratmeter, Fläche m², Kubikmeter umbauter Raum (m³)
Leitung u. Verwaltung	Bettenzahl, Anzahl der Planstellen
Werkstätten	Materialverbrauch, Stundenzettel
Speisenversorgung	Einzelmahlzeiten
Wäscherei	Schmutzwäsche nach kg, einzelne Wäschestücke
Reinigungsdienst	Quadratmeter der Reinigungsfläche (m²) unter Berücksichtigung der Anzahl wöchentlicher Reinigungen

Kostenstelle	Umschlagschlüssel
Heizenergie	Quadratmeter (m^2)
Strom und Wasser	Verursachungsgerechte Schätzung unter Berücksichtigung von Großverbrauch wie Wäscherei oder Küche oder Einbau von Zwischenzählern für diese Abteilungen

Nachdem die Kostenarten den jeweiligen Kostenstellen zugeordnet sind, steht in der Kostenträgerrechnung die Frage im Mittelpunkt, für wen die Kosten entstanden sind. Neben der Ermittlung dieser Kosten dient die Kostenträgerrechnung der Wirtschaftlichkeitskontrolle sowie der Planung, Steuerung und Analyse der Leistungsprozesse in den Pflegeeinrichtungen.

Da die Kosten in den stationären Pflegeeinrichtungen meist nicht direkt dem Verursacher zugeordnet werden können, da es wenige Einzelkosten gibt, sind die Gemeinkosten umzulegen.

Dies geschieht nach dem Durchschnittsprinzip, d.h. die Kosten für die Heizung werden z.B. nach dem Verteilungsschlüssel »Quadratmeter« verteilt. Dabei wird unterstellt, dass für alle Räume eine gleiche Inanspruchnahme der Heizung erfolgte.

20 Abschreibungen (AfA = Absetzung für Abnutzung)

Die entscheidenden betriebswirtschaftlichen Probleme bei der Nutzung entstehen zunächst dadurch, dass die Betriebsmittel nicht, wie z. B. Roh-, Hilfs- und Betriebsstoffe, verbraucht werden, sondern einer bestimmten technischen Nutzungsdauer (Lebensdauer) unterliegen.

Je nach Beanspruchung der Betriebsmittel wird die Zeit eine höhere oder niedrigere Abnutzung und Korrosion verursachen, die als »physischer Verschleiß« bezeichnet wird. Je länger ein Betriebsmittel genutzt wird, umso größer ist die Wahrscheinlichkeit, dass es durch neue Maschinen technisch und wirtschaftlich überholt ist.

Da immer die Gefahr besteht, dass Anlagen durch den technischen Fortschritt entwertet werden, bevor sie physisch abgenutzt sind, ist es erforderlich, das in den Anlagen gebundene Kapital möglichst schnell über den Absatzmarkt wieder frei zu setzen. Die Kosten des Werteverzehrs der Betriebsmittel müssen unbedingt kalkuliert werden, sodass bei deren Absatz am Markt die Abschreibungen wieder verdient werden können.

Es ist wichtig, bei der Inbetriebnahme von Betriebsmitteln die wirtschaftliche Nutzungsdauer im Voraus abzuschätzen, die Wertminderung für die Nutzungsdauer richtig zu ermitteln und sie in den Produktionskosten einzurechnen. Die errechneten Beträge, die die Wertminderung quantitativ ausdrücken, bezeichnet man als Abschreibungen.

In der Praxis sind oft mehrere Ursachen für den Werteverzehr der Betriebsmittel verantwortlich, sodass man den Werteverzehr mittels geeigneter Verfahren schätzt. Hierzu hat man Methoden entwickelt, bei denen jeweils die Zeit der Nutzung im Betrieb durch eine Schätzung erfolgt, wenn der gesamte Nutzungsvorrat bekannt ist. Die periodisch erfassbare Wertminderung kommt in Form von Abschreibungen zum Ausdruck.

> Die bilanziellen Abschreibungen sind Teil der offiziellen Rechnungslegung des Betriebes und gehen im Jahresabschluss als Aufwandsart in die kaufmännische Erfolgsrechnung ein.

Die Abschreibungssumme wird zwecks »Gewinnregulierung« stark von bilanzpolitischen Überlegungen bestimmt und ist nach geltendem Recht nach oben limitiert durch die Anschaffungs-/Herstellungskosten für das gesamte abschreibungsfähige Vermögen.

20.1 Lineare Abschreibung

Hier wird eine Gesamtnutzungsdauer angenommen und jährlich ein gleicher Betrag abgeschrieben

Beispiel:
Wirtschaftsgut Nutzungsdauer 8 Jahre Kaufpreis 50.000 €
Jährliche lineare Abschreibung 12,5 %

Tabelle 10: Die lineare Abschreibung.

Nutzungsjahr	Abschreibungssatz pro Jahr	Abschreibungsbetrag in Euro	Restbuchwert am Jahresende in Euro
1	12,5 %	6.250,00	43.750,00
2	12,5 %	6.250,00	37.500,00
3	12,5 %	6.250,00	31.250,00
4	12,5 %	6.250,00	25.000,00
5	12,5 %	6.250,00	18.750,00
6	12,5 %	6.250,00	12.500,00
7	12,5 %	6.250,00	6.250,00
8	12,5 %	6.249,00	1,00 Erinnerungswert

20.2 Degressive Abschreibung

Bei dieser Abschreibungsmethode darf – nach der momentan gültigen Regelung – bis zum Zweifachen des linearen Abschreibungssatzes abgeschrieben werden, jedoch nicht mehr als 20% pro Jahr. Die degressive Abschreibung ist vom jeweiligen Restbuchwert zu berechnen.

Beispiel:
Wirtschaftsgut Nutzungsdauer 8 Jahre Kaufpreis 50.000 €

Tabelle 11:

Nutzungs-jahr	Abschreibungssatz pro Jahr	Abschreibungs-betrag in Euro	Restbuchwert am Jahresende in Euro
1	20%	10.000,00	40.000,00
2	20%	8.000,00	32.000,00
3	20%	6.400,00	25.600,00
4	20%	5.120,00	20.480,00
5	20%	4.096,00	16.384,00
6	20%	3.227,00	13.107,00
7	20%	2.621,50	10.485,50
8	20%	2.097,00	8.388,50

Im Gegensatz zur linearen Abschreibung verbleibt am Ende der Nutzungsdauer immer ein Restbuchwert. Die degressive Abschreibung unterstellt im Laufe der Nutzungsdauer abnehmenden Werteverzehr. Der Abschreibungsbetrag wird von Jahr zu Jahr kleiner.

20.3 Progressive Abschreibung

Die progressive Abschreibung unterstellt einen im Laufe der Nutzungsdauer ansteigenden Wertverzehr. Sie ist das Gegenstück zur degressiven Abschreibung. Die Berechnung erfolgt zunächst genau wie bei der degressiven Abschreibung; man verrechnet die Abschreibungsbeträge dann nur in umgekehrter Reihenfolge (z. B. Hotel). Ein Hotel oder eine stationäre Pflegeeinrichtung ist nicht nach dem ersten Eröffnungstag voll ausgebucht und wird somit am Anfang durch geringere Nutzung auch geringer abgenutzt. Deshalb erfolgt die Abschreibung am Anfang geringer.

Bei der progressiven Methode ist zu bemerken, dass sie in bestimmten Bereichen der Altenhilfe (z. B. der gesamte stationäre Bereich) durchaus bei neuen Standorten vorkommen kann. Sie ist nämlich dann gegeben, wenn neue Gebäude erst über zwei bis drei Jahre vollständig an die Auslastungsgrenze durch Belegung kommen.

20.4 Variable Abschreibung

Hier werden die Abschreibungsarten im Laufe der Nutzungsdauer gewechselt. Ein Wechsel von degressiver Abschreibung zur linearen Abschreibungsmethode ist ab dem zweiten Nutzungsjahr möglich.

21 Mustergeschäftsjahr: Von der Eröffnungs- bis zur Schlussbilanz

Im Folgenden werden alle theoretischen Angaben über doppelte Buchführung, Bilanz, GuV und Abschreibung anhand eines Mustergeschäftsjahres auf so genannten »T-Konten« dargestellt.

Wir gehen von einer stationären Pflegeeinrichtung aus. Nennen wir sie »Haus Sonne«, die als GmbH geführt wird.

Tabelle 12: Bilanzposten von »Haus Sonne«.

Gebäude	100.000 €
Technische Anlagen	20.000 €
Büroausstattung	60.000 €
Beteiligungen an Fremdunternehmen	50.000 €
Bank (Kontostand des Girokontos)	10.000 €
Kassenbestand	2.000 €
Stammkapital	25.000 €
Rücklagen	10.000 €
Gewinnvortrag	112.000 €
Rückstellungen	15.000 €
Verbindlichkeiten	80.000 €

Wie bereits erwähnt, werden Bilanzposten aus Anlage- und Umlaufvermögen auf der Aktivaseite der Bilanz erfasst und Eigen- und Fremdkapital auf der Passivseite der Bilanz. Somit tragen wir die Positionen »Gebäude« bis »Kassenbestand« auf der Aktivaseite der Bilanz und die Positionen »Stammkapital« bis »Verbindlichkeiten« auf der Passivseite der Bilanz ein.

Die Schlussbilanz des Vorjahres (zum 31. Dezember des Vorjahres) ist zugleich die Eröffnungsbilanz des neuen Geschäftsjahres!

Tabelle 13: Eröffnungsbilanz Pflegeheim Sonne GmbH (01.01.2010).

Gebäude	100.000 €
Stammkapital	25.000 €
Techn. Anlagen	20.000 €
Rücklagen	10.000 €
Büroausstattung	60.000 €
Gewinnvortrag	112.000 €
Beteiligungen	50.000 €
Rückstellungen	15.000 €
Bank	10.000 €
Verbindlichkeiten	80.000 €
Kasse	2.000 €
Gesamt	242.000 €

Im Geschäftsjahr fallen folgende Mustergeschäftsvorfälle an:

»Haus Sonne« kauft 10 Betten auf Ziel für 100.000 €
Buchungssatz: Technische Anlagen an Verbindlichkeiten 100.000 € (1)

»Haus Sonne« kauft eine neue Bürokombination für das Büro der Pflegedienstleitung im Wert von 10.000 € per Überweisung.
Buchungssatz: Büroausstattung an Bank 10.000 € (2)

Außerdem erwirbt »Haus Sonne« 1000 l Waschseife für 20.000 € per Banküberweisung
Buchungssatz: Hygieneartikel an Bank 20.000 € (3)

»Haus Sonne« soll sonnig bleiben. Also fallen Wartungskosten in Höhe von 5.000 € an, die ebenfalls durch Banküberweisung beglichen werden.
Buchungssatz: Wartungskosten an Bank 5.000 € (4)

In »Haus Sonne« legt man Wert auf eine gute Atmosphäre. Die Weihnachtsfeier für alle Mitarbeiter, die 15.000 € kostet, wird ebenfalls per Banküberweisung bezahlt.
Buchungssatz: Soziale Aufwendungen an Bank 15.000 € (5)

Außerdem müssen Löhne und Gehälter in Höhe von 60.000 €
per Bank beglichen werden.
Buchungssatz: Löhne/Gehälter an Bank 60.000 € (6)

Aus der Pflegekostenabrechnung erhält »Haus Sonne«
von der Pflegekasse 200.000 € aufs Bankkonto
Buchungssatz: Bank an Einnahmen aus Pflegeleistungen 200.000 € (7)

Aus Pflegekostenabrechnungen erhält »Haus Sonne«
von Selbstzahlern 100.000 € bar.
Buchungssatz: Kasse an Einnahmen aus Pflegeleistungen 100.000 € (8)

Für das laufende Geschäftsjahr müssen nun die Konten der Bilanz auf einzelne Unterkonten mit den eingetragenen Summen in der Bilanz mit sog. Eröffnungswerten eröffnet werden.

Hierbei übernehmen wir die Summen aus der Bilanz und übertragen sie auf die jeweils gleiche Kontenseite, d. h. Werte aus Aktiva werden auch bei der Eröffnung des Unterkontos auf der Aktivaseite eingetragen und Werte der Passivseite der Bilanz werden auch bei der Eröffnung der Unterkonten auf der Passivseite eingetragen. Anfangsbestände aus der Bilanz stehen immer in der ersten Kontozeile und werden mit dem Kürzel »AB« als Anfangsbestand eingetragen.

Nachdem alle Konten eröffnet sind, sind die Geschäftsvorfälle zu verbuchen und zum Ende des Jahres auch die Abschreibungen vorzunehmen.

Für »Haus Sonne« werden folgende Werte abgeschrieben:
Abschreibung auf Altbetten (Anfangsbestand) 20.000 €.
Wir schreiben 10.000 € ab, ebenso auf den Kauf der neuen Betten (10.000 €).

Erklärung zur Berechnung der Abschreibungen
Für die Nutzung der Betten legen wir eine Nutzungsdauer von 10 Jahren fest, schreiben diese linear ab, somit ergibt sich bei 100.000 € Anschaffungswert, dividiert durch 10 Jahre Nutzungsdauer ein Abschreibungswert in Höhe von 10.000 € jährlich.

Buchungssätze:
Abschreibung auf Altbetten =
Abschreibung an Technische Anlagen 10.000 € (9)

Abschreibungen auf Neubetten =
Abschreibungen an Technische Anlagen 10.000 € (10)

Die Abschreibung für die Büroausstattung wird wie folgt vorgenommen:

Abschreibung auf Altbestände in Höhe von 10.000 € und auf Neuerwerb der Büromöbel für die Pflegedienstleitung 2.000 €

Buchungssätze:
Abschreibung auf Altbestand der Büroeinrichtung =
Abschreibung an Büroausstattung 10.000 € (11)

Abschreibung auf neuer Büroausstattung =
Abschreibung an Büroausstattung 2.000 € (12)

Zur besseren Übersicht wurden die Buchungssätze auf den Konten mit Vorziffern versehen.

Tabelle 14: Buchungssätze mit Vorziffern.

S	Gebäude		H
AB	100.000 €	SB	100.000 €

S	Beteiligungen		H
AB	50.000 €	SB	50.000 €

S	Stammkapital		H
SB	25.000 €	AB	25.000 €

S	Rücklagen		H
SB	10.000 €	SB	10.000 €

A	Rückstellungen		H
SB	15.000 €	AB	15.000 €

Hierbei handelt es sich um Bestandskosten, die im Geschäftsjahr von keinerlei Geschäftsvorfällen betroffen waren, somit ist der Anfangsbestand am 1. Januar gleichzeitig der Schlussbestand für die Bilanz am 31. Dezember.

S	Technische Anlagen		H
AB	20.000 €	AfA (9)	10.000 €
Kauf (1)	100.000 €	AfA (10)	10.000 €
		SB	100.000 €
	120.000 €		120.000 €

S	Büroausstattung		H
AB	60.000 €	AfA (11)	2.000 €
Kauf (2)	10.000 €	AfA (12)	10.000 €
		SB	58.000 €
	70.000 €		70.000 €

S	Kasse		H
AB	2.000 €	SB	102.000 €
Einnahme Pflege (8)	100.000 €	AfA (12)	10.000 €
	102.000 €		102.000 €

S	Bank		H
AB	10.000 €	Bürokomb. (2)	10.000 €
Einnahme Pflege	200.000 €	Waschseife (3)	20.000 €
		Wartung (4)	5.000 €
		Löhne/Gehälter (6)	60.000 €
		SB	100.000 €
	210.000 €		210.000 €

S	Afa		H
AB	10.000 €	Bürokomb. (2)	10.000 €
Einnahme Pflege	200.000 €	Waschseife (3)	20.000 €
		Wartung (4)	5.000 €
		Löhne/Gehälter (6)	60.000 €
		SB	100.000 €
	210.000 €		210.000 €

S	Reinigungsmittel		H
Kauf (3)	20.000 €	SB	20.000 €

S	Wartung		H
Wartungskosten (4)	5.000 €	SB	5.000 €

S	freiwillige soziale Leistungen		H
Feier (5)	15.000 €	SB	15.000 €

S	Löhne und Gehälter		H
Zahlung (6)	60.000 €	SB	60.000 €

S	Einnahme Pflege		H
SB	300.000 €	Einnahmen Kasse (7)	200.000 €
		Einnahmen privat (8)	100.000 €
	300.000 €		300.000 €

S	GuV		H
AfA	32.000 €	Einnahmen Pflege	300.000 €
Reinigungsmittel	20.000 €		
Freiwillig soz. L.	15.000 €		
Löhne	60.000 €		
Wartung	5.000 €		
Gewinn	168.000 €		
	300.000 €		300.000 €

S	Schlussbilanz zum 31.12.2002		H
Gebäude	100.000 €	Stammkapital	25.000 €
Techn. Anlagen	100.000 €	Rücklagen	10.000 €
Büroausstattung	58.000 €	Gewinnvortrag	280.000 €
Beteiligungen	50.000 €	Rückstellungen	15.000 €
Bank	100.000 €	Verbindlichkeiten	180.000 €
Kasse	102.000 €		
	510.000 €		510.000 €

Der Gewinnvortrag für die Bilanz wird wie folgt ermittelt:
Gewinnvortrag alt (112.000 €) zuzüglich Gewinn aus GuV neu (168.000 €) ergibt den neuen Gewinnvortrag für die Bilanz in Höhe von 280.000 €.

Wie aus der GuV zu erkennen ist, werden die Aufwands- und Ertragskonten über das Gewinn- und Verlustkonto abgeschlossen. Der dort ermittelte Gewinn/Verlust wird dann in die Bilanz übertragen.

Zur Vereinfachung der Buchungssätze wurden die Einnahmen aus der Pflege durch die Pflegekasse und den Selbstzahlern auf ein allgemeines Konto »Einnahmen aus der Pflege« verbucht. Laut Pflegebuchführungsverordnung müssen diese Einnahmen in verschiedene Einzelbuchungen zerlegt werden. So müssen die Einnahmen getrennt nach Pflegestufe sowie der Unterteilung des Pflegesatzes in Unterkunft und Verpflegung, Pflegeleistungen und Investitionen erfolgen.

Anhand dieses Beispiels wird auch die Bedeutung der doppelten Buchführung aller Buchungssätze erkennbar. Mit jedem Buchungssatz werden mindestens zwei Konten angesprochen, eine Buchung erfolgt im »Soll«. Die Gegenbuchung hierfür im »Haben«.

22 Öffentlichkeitsarbeit

Die Glaubwürdigkeit der Aussagen in der Werbung muss auf alle Fälle sichergestellt sein. Mitarbeiter der Öffentlichkeitsarbeit müssen berechtigte Kritik akzeptieren und zur Verbesserung der Öffentlichkeitsarbeit beitragen.

Zielgruppen der Öffentlichkeitsarbeit sind:

- Senioren
- Angehörige
- Behörden und Ämter
- Personal
- Förderer
- Besuchsdienste
- Politiker
- Ansprechpartner aus kirchlichen Diensten

Im sozialen Bereich werden Informationen durch die sog. »Meinungsführer« besonders beachtet. Meinungsführer in der Altenpflege sind:

- Sozialämter und Seniorenberater
- Seniorenvertreter
- Leiter von Altentagesstätten
- Ärzte
- Kirchengemeinden
- Sozialdienste de Krankenhäuser
- Fachverlage usw.

Diese Institutionen sind von größter Bedeutung und müssen deshalb immer mit aktuellen Informationen versorgt werden. Die persönliche Kontaktpflege ist besonders wichtig.

In der Öffentlichkeitsarbeit sind folgende Probleme zu berücksichtigen:

- Kosten- und Nutzungsvergleich durchführen
- Kosten entstehen sofort bei Beginn von Werbeaktionen
- Nutzen wirkt sich oft viel später aus

Für die Öffentlichkeitsarbeit in der Altenpflege müssen allen Zielgruppen Termine, Veränderungen, Veranstaltungen rechtzeitig und umfangreich bekannt gegeben werden. Werbung soll anspruchsvoll und kreativ gestaltet werden.

Die Neugier aller Zielgruppen muss unbedingt geweckt werden. Alle Mitarbeiter der Einrichtungen und Pflegedienste müssen über umfangreiches Hintergrundwissen verfügen um die Glaubwürdigkeit nach außen sicherzustellen.

Es ist sinnvoll eine persönlich und fachlich geeignete Person für den Aufgabenbereich der Öffentlichkeitsarbeit einzusetzen, ein Budget festzulegen und die Sachmittelausstattung zu bestimmen.

Die Öffentlichkeitsarbeit wird generell in zwei Bereich unterteilt:
1. Interne Öffentlichkeitsarbeit
2. Externe Öffentlichkeitsarbeit

22.1 Interne Öffentlichkeitsarbeit

Interne Öffentlichkeitsarbeit wird betrieben von:
- Mitarbeitern
- Betriebsrat oder Mitarbeitervertretung
- Bewohner
- Heimbeirat
- Lieferanten

Die Kommunikation unter diesen verschieden Gruppen ist besonders wichtig, Feedback im direkten Zusammenhang und zeitlich nicht verspätet. Die Mitarbeiter sind in Planungen der Öffentlichkeitsarbeit mit einzubeziehen. Informationen sind unverzüglich weiterzugeben.

Möglichkeiten zur Informationsweitergabe:
- Hauseigenes Fernsehen
  - Tägliche Informationssendungen
  - Live-Übertragung von Festen und Veranstaltungen/Gottesdiensten
  - Sendung von Aufzeichnungen
- Hauszeitschrift
  - Bewohnergeschichten
  - Geburtstage
  - Hinweise auf Gesundheit
  - Ernährungstipps
  - Rätsel
  - Veranstaltungen

  - Aktuelle Berichte
  - Vorstellung neuer Mitarbeiter
- Schwarzes Brett (dient der optischen Erinnerungsstütze)
- Programmtafeln im Pflegebereich
- Persönliche Ansprache
- Wegweiser für neue Bewohner
- Wegbeschreibung von zentralen Anlaufpunkten
- Namen der wichtigsten Ansprechpartner
- Termine wie z. B. Besuch des hausinternen Friseurs und der Fußpflegerin

22.2 Externe Öffentlichkeitsarbeit

Schwerpunkt der externen Öffentlichkeitsarbeit sind Pressearbeit und Werbung.

Folgende Medien stehen zur externen Öffentlichkeitsarbeit zur Verfügung:
- Tageszeitungen
- Anzeigenblätter
- Seniorenzeitungen
- Telefonbuch, Gelbe Seiten
- Bildschirmtext
- Gemeindebriefe
- Städtische Publikationen
- Betriebszeitungen
- Fernsehen
- Internet
- Überörtliche Zeitungen
- Frauenzeitschriften
- Fachzeitschriften
- Video
- Hörfunk
- Pressedienste usw.

Eine gezielt betriebene Öffentlichkeitsarbeit hat Auswirkungen auf die Anzahl der zu betreuenden Patienten im ambulanten Bereich, auf die Belegung der vollstationären Pflege und somit auch auf den Umsatz. Deshalb darf die Öffentlichkeitsarbeit nicht vernachlässigt werden, da die Art und Weise der Öffentlichkeitsarbeit auf alle Fälle betriebswirtschaftliche Auswirkungen hat.

23 Marketing

23.1 Ziel

Ziel des Marketing ist, das Unternehmen attraktiv am Markt zu halten und dient dazu eine Produkt- und Prozessverbesserung zu erzielen.

23.2 Aktivitäten

Ausgehend vom Leitbild, in dem die grundsätzliche Orientierung des Unternehmens festgehalten ist, werden die Tätigkeitsfelder analysiert und bei Bedarf erweitert oder verändert. Hierzu ist eine genaue Umfeldanalyse (Bedarf und Konkurrenzangebote) durchzuführen, zusätzlich sind die dadurch entstehenden Kosten und die durch diese Veränderungen erzielten Mehreinnahmen Bestandteil des Marketingplans.

23.3 Überwachung

Durch eine strategische Überwachung und Kontrolle der tatsächlichen Handlungen und der operativen Aktionen wird die Zielerreichung ständig überprüft. Weichen die Ergebnisse von der Zielplanung ab, so müssen hier durch die Führungsebene Maßnahmen eingeleitet werden, um das Planziel zu erreichen.

Literatur

Altenheim Ausgabe 04/2001, Vincentz Verlag

Bernegau, K.: Grundlagen der Kosten- und Leistungsrechnung. 1. Aufl. Interaktiv Verlag, Hagen 2001.

Bernegau, K.: Einführung in die Finanzbuchhaltung. 1.Aufl. Interaktiv Verlag, Hagen 1998.

Heimgesetz: 5. Aufl. Vincentz Verlag, Hannover 2002.

Schindelwolf, K.: Betriebswirtschaftslehre. 1. Aufl. Urban & Fischer, Quedlinburg 2002.

SGB XI: Soziale Pflegeversicherung. 5. Auflage Beck-Texte München 2003

Schmidt, H.J.: Betriebswirtschaftslehre und Verwaltungsmanagement. 5. Aufl. C.F. Müller Verlag, Heidelberg 2001.

Register